改訂版

いのちとすまいの倫理学

工藤 和男 著

晃 洋 書 房

はじめに

この本が取り上げる内容は、一般に生命倫理や医療倫理、また環境倫理と呼ばれる分野と重なっている。しかし、その取り組み方は、他の多くの本とは異なっているだろうと思う。この分野は、二〇世紀後半に否応なしに人類に突き付けられてきた困難な問題に応じてたち起った新しい学問分野である。それだけにまったく新しい考え方を必要とすると見る人もいるが、私はむしろ伝統的な倫理学の基本的な枠組みに戻って考えることから始めたいと思う。

グローバルスタンダードという和製英語があって、それはアメリカの標準的な見方や制度を普遍的なものだと言いくるめるときに使うらしい。生命倫理も環境倫理も先進的なアメリカの試行錯誤から学ぶことは大いに必要なのであるが、いつのまにかその分野で私たちが考えるときのグローバルスタンダードとして一人歩きをし始めている。早くから取り組んで来なかった何周遅れかの目から見ると、どうしてそのような議論をしているのか不思議なことも多い。だからもう一度素朴なところから考察を組み立て直すことにしたい。

その出発点は、よく生きたいという変わらぬ人間の願いを基本に、新しい生き方のルールをどうつくってゆくかを検討するという視点である。そして取り上げる大きな二つの分野で、「いのち」が主人公だという命題と、地球は「すまい」だという命題を原則に考えてゆくことにする。いのちは世代に受け継がれながら、他のいのちとつながって、支え、支えられている。私たちはその結びつきの中でよく生きるために、治療や介護や健康に向かい、迷いながら選択してゆく。そこでは選択決定は自分の中のいのちの力を最大限に尊重する仕方でなされなければならない。地球は多様な無数のいのちのそれぞれの環境が重なりあった大環境であるが、これを私たちのすまいとして捉えることが必要である。その自覚が足りないから汚しても壊しても他人事のように暮らしてきたのではないだろうか。すまいは人間が加工した自然である。これを末長く住み良くするためにはどう考えるべきか。

そのような道筋で『いのちとすまいの倫理学』という変わった書名になったのである。

まず序論「倫理学の視点」では、現代の倫理学の大きな二つの源流である功利主義とカント倫理学の考え方を踏まえて、よく生きたいという誰もがもつ願いを少しでも実現するためのルールつくりをどのように捉えてゆくか、を整理した。ここには、生命や環境の問題にたち向かうずっと手前のものの見方が述べられている。その意味で、直接具体的な問題に関心のある方は、序論を後回しにしてくださってよいだろう。

第Ⅰ部「いのちの倫理学」と第Ⅱ部「すまいの倫理学」は、本論であるそれぞれの問題に取り組むが、これも第一章ではどちらもその分野を倫理学的に検討するための上述のような基本的な見方を扱う。だから、具体的な問題はそれぞれようやく第二章以下で取り上げられるのである。第Ⅰ部の第二章は治療、第三章はケア、第四章は支えあう生き方、第五章は健康へと、テーマを追ってゆく。第Ⅱ部の第二章は住みよさの追求が惹き起こした問題、第三章は共に生きることの意味、第四章はすまいのしくみ、を論じる。このように、論の進め方は類書と少し違うが、共通の具体的なテーマやトピックは何らかの形で取り上げているはずである。考え方の筋道を示すのが主目的であったため引用や参照の註を一切省いたが、それぞれの章、節で参考文献を挙げた。ただし入手しやすいように新書類を中心としている。

この本は大学ではじめて現代の倫理的問題に面したひとのための教科書として書かれた。ここには新しい情報も新しい発見もない。考えるためのきっかけと提案を示せたらそれでよい。ただ次のことを心がけた。読んだひとが自分自身の問題としてもっと進んで考えるために、いっそう詳しい文献へと橋渡しをすること、考えを深めていくために原則に戻ってその見通しをよくすること、倫理は生き方と考え方の選択であって、安直な既製の答えも中立的な答えもないが、著者としての私の考え方ははっきりと示すこと、である。

本書に続いて『くらしとつながりの倫理学』を計画している。いのちからすまいへと思考を進めてゆけば、どうしても社会の制度やあり方を取り上げざるをえないからである。一人ひとりの多様な「よく生きたい」を保証する社会のしくみとルールを構想することもまた倫理学の大きな課題である。

目　次

序論　倫理学の視点

1　道徳と倫理

道徳と倫理はふつうほぼ同じ意味である。人間として守るべきルールやそれに従った生き方を指している。これらの語が翻訳として当てられた西洋の言葉（モラル、エシックス）が習俗や人柄という意味から発展してきたことにも示唆されているように、人間として立派なのは仲間内の共同体のルールに従った生き方をする人であった。この共同体のルールは長い間に慣習的にでき上がっていったものである。現在の法律は代議制のように知恵を集めて意識的につくられるようになっているが、法律のはじまりはすでに存在した慣習を文字で明確にしたものであっただろう。このように法律の底に、また法律を取り囲んで道徳が存在している。私たちは生まれてから叱られたり誉められたりしながら道徳を身につけてゆく。ルールを覚えそれに従った生き方を歩むのである。

共同体には、家族、友人グループ、学校、地域、職場から国家や人類全体にいたるまで、さまざまな種類と規模がある。そのそれぞれにルールがあり、したがって多様な道徳がある、と言える。私たちは、様々な共同体およびルールの重なりの中で生きている。これらのルールが互いに調和して相反することがなければ私たちは安定して生きてゆける。多少の齟齬があっても、規模の大きい共同体のルールのほうに合わせて調整すればうまくゆくだろう。

ところがときに、「あちらを立てればこちらが立たず」といった共同体同士の、ルール間の衝突が起こる。例えば、会社の命令で転勤になると老親の世話ができなくなる。こうなると私たちは考えなければならない、どちらが私の守るべきルールなのか、と。あるいは、すでに用意されている道徳からの選択ではなく、矛盾を解決するまったく新たなルールを考えださねばならなくなるかもしれない。

こうして、人間として守るべきルールやそれに従った生き方には、二重の層があることが分かる。ひとつは、共同体の中ですでに出来上がっているルールであり、それを尊重し従おうとする遵法精神である。もうひとつは、まだない理念的なルールであり、それを吟味しつつ考え出す立法精神である。私は、前者を道徳と呼び、後者を倫理と呼んで区別したいと思う（この区別もこのような言い分けもまだ一般的ではない）。

歴史の上でも、他の共同体と出会ったり新たな局面を迎えて、比較的安定していた既存の道徳が動揺する時期がある。例えば、下剋上や南蛮文化との遭遇で激動期であった戦国桃山時代や、鎖国から覚めて西洋文明に呑込まれている明治以降の現代日本は、人々が自覚的にも無自覚的にも新たな生き方を模索する倫理の時代であろう。また全世界的にも二〇世紀後半から人類は、人間と文化の地球規模の交流や科学技術の爆発的な発達による未曾有の変革期を迎えている。かつて農業革命や産業革命の時代の、限定された地域ごとに比較的時間をかけて変化していった生活および道徳の変革が、今一気に地球規模で押し寄せてきている、と言えるだろう。私たちはそのような時代を生きる以上、上記の区別された意味で倫理的であらざるをえないのである。

この本が扱う生命と医療、環境をめぐるさまざまな問題もそのような大きな変革期の一部をかたちづくっているものである。新しい科学技術、高度医療やハイテク生活のもたらす選択肢が、従来の生き方からはずれ、これまでの共同体や生活の様子を急変させ、地球環境を破壊しつつあり、私たちは戸惑い途方に暮れている。文明の便利さはその代償を要求している。そこでどんなに大変で苦しくても、来たるべき新しい共同体のルールと生き方を、未来の道徳を、一人ひとりが試行錯誤しながらつくり上げてゆかねばならない。まさに倫理の時代なのである。

その大変さは次の点にある。遵法よりも立法のほうが創造力を要するから、道徳的であるよりも倫理的であるほうがずっと思考力を働かさなければならない。特に生命と医療の問題にも環境の問題にも高度に複雑な技術が入り込んでいるから、問題を問題として受けとめ、よりよい選択肢を選びとるためには、その技術やその帰結をよくよく学んで考える必要がある。ただし知識をもつだけでは解決しない。倫理的に考えるときの基本はあくまでも「よく生きる」ことであり、つねにそこに戻って考えるべきである。道徳とは用意されたルールに従うことで安定して一人ひとりがよく生きられることであり、倫理とはルールの混乱によってよく生きるのが難しくなった一人ひとりが再びよく生きられるための新たなルールをつくり出そうとすることだからである。

ところで、私たち人間はこの生きている世界でさまざまな対象に関わって生きているが、そのとき関心は大きく異なる二つの方向に向かう。第一は、何があるか、何であるか、という「事実」への問いであり、第二は、何が望ましいか、何を欲するか、という「価値」への問いである。前者は、食べられるか、安全なものか、という「生きること」に直結する切実な問いだが、やがて生活や欲求を離れて自然科学のような純粋な理論的探究にまで達する。後者は、「よく生きること」に関わり、動物と共通な快苦から発して人間的な意欲や理想追求にまで高まるのであり、道徳や倫理は優れてこの問いに導かれている。通常は事実のほうが重大事のように思われているが、実は人間をつき動かしているのは圧倒的に第二の関心なのである。

この二方向を表面的に見て、客観的な観察事実を金科玉条に、道徳などは個人の思いにすぎないと言う人がいる。しかしこれは、例えば食べられるものという事実の中にも実は「人間に望ましい食べ物」という価値が潜んでいることに無自覚なだけである。まして、道徳には価値志向がつねに働いており、さらに倫理には望ましいものへの自覚的な問いが要求されている。遵法よりも立法にこそいっそう、何が望ましいかの吟味が不可欠だからである。そして、主観的な思いを越えてすべての人に共有されるべき未来の道徳をうち立てる倫理的思考とは、この二方向を踏まえて、事実に関わる科学技術の成果を価値の世界に充分に組み込み、その価値を普遍化してゆく努力なのである。この倫理学の伝統は時代が変わっても不変である。

生命、医療、環境の新たな問題には科学技術が深く関係しているだけに、事実的知識に目を奪われがちだが、以上のような枠組に立てば、むしろ、意欲から理念にまで高まりうる価値（知恵）としての「よく生きること」の倫理的探究こそが私たちの変わらぬ課題であることが明らかであろう。

〈**参考文献**〉

柄谷行人『倫理21』平凡社ライブラリー、二〇〇三年（平凡社、二〇〇〇年）
岩田靖夫『よく生きる』ちくま新書、二〇〇五年

2　よさの二重性

「もっとも大切にすべきは、生きることではなく、よく生きることではないか」。ソクラテスは脱獄を勧める親友にこう答えた（『クリトン』）。一般に「よく生きること」の「よさ」はそんなに大げさなことではない。私たちが日常の自分の生活に不満を感じ、例えば「もっと面白いことがないかなあ」とか「どうして自分はいつもこうなのだろう」とか思うとき、知らず知らずの内にこの「よく生きること」との落差を見てとっている。だから人間は誰もが無自覚にも「よさ」を求めているのである。

ただしそれは多くの場合「幸せに生きたい」ということである。しかしソクラテスの言う「よく生きること」はもっと自覚的積極的なものだろう。これは、ルール自体とそれに従う自分自身の生き方との吟味を含み、その吟味が教えるあるべき姿という理念を気にしている。それは「正しく生きたい」ということである。「よさ」には「幸せ」と「正しさ」という二重の意味がある。道徳が安定しているとき、私たちはルールに従うことでそのどちらもある程度保証されているだろう。道徳が動揺している現代はどちらも難しくなり、特に正しさが遠のいている。

こうして現代人はまず「よさ」とは何かを知ることを要求されている。二重の意味は後に回して、先にこのよさを知ることを手段と目的という枠組みから考えてみよう。

現代の動揺は科学技術がもたらしたものだから、その解決も科学技術が与えてくれると考える人がいる。医療や環境に関する難問は特に高度な知識でなければ太刀打ちできない、と。これは半分だけ当っている。というのは、科学技術は、Aのためにxやyが役立つというときのxやyという手段は教えてくれるからである。場合によってはxとyのどちらが有効かも教えてくれるだろう。ところがAという目的は教えてくれない。そしてよく生きるとは、Aが望ましいのか、別のBが望ましいのかという目的の選択に関わるのである。ソクラテスは次のように語る（『パイドン』）。自分が牢屋の中に座っていることに関して自然学が教えてくれるのは、座ったときの骨や腱などの体のしくみだが、なぜ自分がここに座っているかというほんとうの理由は、アテネの人たちが自分を死刑にするのをよしとし、自分も脱獄せずに死刑を受けるのをよしとした、というそのことなのだ、と。自然学すなわち科学技術が教えられない、この生き方の「なぜ、何のために」、「よし悪し」を考えることこそ倫理の課題である。

実は近代の科学は、生きる目的に関わるよさや美しさなどの価値を捨象し、世界の中から計量可能な（データになる）事象だけを拾い上げる学問である。そして技術は、もともと古代にはよく生きるという実践に組み込まれた手段知だけを提供する役目を負っていたのが、近代には実践（目的）から離れて、同じく善悪とは無縁の科学と結びついて科学技術として一体化してしまった。だから科学も技術ももともとその知識内容そのものの中に「何のために」という目的をもっていない。そのことは、むしろその長所であり学問発展の条件でもあったが、結果的には目的から切り離された手段や便利さの一人歩きをもたらしてしまった。私たちの周りには科学技術の成果である文明の利器があふれていて、現代人はこの用意されている手段から何のために使おうかと目的をさがしているのである。逆さまな生き方である。

人間の生き方が単純であったとき、この目的手段の関係は分かりやすかったし、例えば、食料増産のための灌漑、灌漑のための汲み上げ水車、水車のための木工術といった、目的から手段が規定されてゆく方向がはっきりしていただろう（アリストテレスの実践三段論法）。ところが現在では、例えば自動車はまず高性能がよい、早く走るためにも乗り心地がよいためにもたくさんのものが積めるためにも万能の手段としても。しかし渋滞で通勤にも使えず、休日には疲れ切っている私にとって、これらの性能はそれ以上の何のためになるのだろうか。手段から目的に向かって考えを進めてゆくとだんだんあいまいになって怪しくなり、そのうち何のために使っているのか分からなくなってくる。手段をもてあましたり、手段に振り回されるということになる。現代人の多くの姿である。

形式的抽象的に考えれば、私たちの周りにあるすべてのものは最終的に各人の「よく生きるため」の「よさ」を頂点として順に目的手段の階層を形づくっているはずである。この頂点の「よさ」はそれ以上の何かの手段となることのない最高目的であり、その他のものはそれぞれの段階にある何か「のために」役立つ手段としての「よさ」である。この階層は自分にとって大事なものとそうでもないものという価値の序列でもある。私たちはすべての価値を手に入れることはできないから、序列に応じて取捨選択しなければならない。このとき序列の低いものを取って高いものを捨てるのは愚かなことであり、悪く生きることである。だから最高目的の「よさ」を見い出し、それによって自分にとっての「よさ」の階層を確認することが大事なのである。

重要なのは「よさ」とその序列をしっかりと理解することである。ソクラテスはこれを「魂を優れたものにすること」の知として、その探究を哲学（フィロソフィア、知を愛し求めること）そのものだと考えた（『ソクラテスの弁明』）。この知は、手段知を教える科学技術の「知識」に対比して、「知恵」と呼ぶことができる。アリストテレスは最高目的に位置する「よさ」を幸福と規定しなおすが、やはりこれを魂の優れた働きの中に見い出す（『ニコマコス倫理学』）。古来哲学者は「よさ」の知（知恵）を求めてきた。私たちが折に触れてふと、どう生きたらいいのだろう、と思うとき、実はこの同じ問いに捕らえられているのである。この場合、倫理と哲学は重なって同じ問いを指し示している。

ここで最初の「よさ」の二重の意味に戻ろう。

幸せは誰もが自然に思い浮かべる「よさ」である。快適さや苦労のなさや通常の満足はこの幸せの重要な要素である。文明の利器や便利さが手段として役立つときの目的はほとんどがこの「幸せ」である。私たちは日常的に自然に、幸せであるためにどうしたらよいか思いを巡らせている。しかし、幸せは向こうからやってくるのであり、文字どおり、仕合わせ、めぐり合わせ、幸運である。「被るよさ」と言ってもよい。

昔ストア派のエピクテートスはそれを人間の自由にならないもの、善悪無記のものと断定した。自分の左右できないことに思いわずらうな、というのである。禁欲主義の潔さである。しかし現代人は、科学技術によって多様な手段を手に入れたせいで、この幸せが自分たちの手で獲得できると考えるようになってきた。たしかに、例えば努力することで美味しい食事とか財産という幸せな状態を得られそうである。だが小さな幸せからあの序列階層をのぼって最終目的のよさ＝幸福（これは後で考察するように幸せと同じではない）に目を移してゆくと、ほんとうにそれが人間の力の内にあるものかどうか怪しくなってくるであろう。この時代、この国、この親のもとに生まれることからして私の努力や自由の範囲内にはない。人生に生じる途方もない複雑な出来事の組み合わせを思うとき、幸せであることはやはり人間の力の彼方にあるだろう。

ではストア派のようにきっぱりと諦められるだろうか。例えば、病気になったときこれは私の自由にはならない、と割り切れるか。おそらく私たちは当面の幸せ（完治）をめざして、与えられた条件で役立つと思われること（治療）を試みるだろう。当然である。幸せ自体は自由にできなくても、幸せを望むことは自由だからである。この自由の分だけ諦めは後にずらされる。しかし諦めなければならない境界は消えはしない。「人事を尽くして天命を待つ」、つまり被るよさを待つということは現在の新しい倫理的問題でも依然として変わりない。

人間の自由になるもの、善悪に関わるものは何か。それが「よさ」のもうひとつの意味である正しさである。正確には、正しくあろうとすることだけが人間の努力の内にある。「為すよさ」と言ってよい。この場合正しいとはひとまず、私たちが行為し、社会に対して働きかけて生きてゆくとき、道徳や倫理に則っていることである。道徳とか倫理は本来正しいと認められる行為を導くルールだからである。だから道徳や倫理は幸せとは異なったレベルの「よさ」を示している。この正しさとしての「よさ」を「善」と書きあらわそう（ただし英米圏の倫理学では「善」は幸せのほうを意味して「正」と対比される）。

こうして、現在の人間の生き方に光を当てる倫理学の考え方には、幸せと正しさという二重の意味に基づいて二つの流れがある。ともに二〇〇年ほど前に生まれた。ひとつは功利主義者ベンサムの『道徳および立法の諸原理序説』（一七八九年）、ひとつはカントの『道徳形而上学の基礎づけ』（一七八五年）に由来する。これを続く二節で取り上げる。

〈参考文献〉

プラトン『クリトン』『パイドン』『ソクラテスの弁明』（岩波文庫ほか）
アリストテレス『ニコマコス倫理学』（岩波文庫ほか）
エピクテートス『人生談義』（岩波文庫、『語録』として世界の名著14　中央公論社）
藤澤令夫「倫理とは」（藤澤令夫『世界観と哲学の基本問題』岩波書店、一九九三年、『藤澤令夫著作集』第三巻　岩波書店、二〇〇〇年）
村井実『「善さ」の構造』講談社学術文庫、一九七八年

3　功利主義と市民的自由

功利主義は幸せに立脚する道徳論である。しかし、よさの内の正しさがどうでもよいのではない。

幸せという結果を生み出す行為やあり様（功利、便利さ、有用性）が正しいのである。つまり正しさはそれが結果として生み出した幸せに還元されて理解される。このため功利主義は結果論的倫理学であるとも言われる。ベンサムでは幸せは明快に快楽と等値された。だから、快楽を生む行為、追求する行為が正しい、となる。ひとつの行為で私だけでなく他人にも幸せが及ぼせたらさらによい。

ベンサムは、当時民主化がもっとも進んでいた英国をさらに人々の幸せを支えるしくみの社会へと改良することを望んだ。それは著作の「立法の諸原理」という題名にも表れている。そこが同じ快楽主義でも個人主義的な古代のものと大きく違うところである。これには三つ骨子となる考え方がある。まず、「最大多数の最大幸福（幸せ）」こそ社会の正しい状態である。多くの人に多くの幸せをもたらす行為、政策が望ましい。次に、幸せに関しては貴賤を問わず同等である。今風に言えば、幸福（幸せ）追求権を誰もが平等にもつ、ということである。そして、自分の幸せだけを優先する利己主義は種々の制裁で利他的行為へと誘導できる。

この考え方は、現代の民主制国家ではほぼ実現されている。社会の望ましさの上でもっとも重要なのは、最大多数の最大幸福（幸せ）ということをどう判定するか、である。ベンサムの示した有名な快楽計算は空疎で実現不可能な方法であったし、後継者のJ・S・ミルは、満足した豚より不満足なソクラテスのほうがよいという考え方で、快楽の質を重視したので、いよいよ判定は難しくなったようにみえる。しかし現在の政治ではこれを多数の望んでいることとみなし、選挙で民意を問い、アンケート調査で世論をうかがって立法や政策に生かしている。しかも選挙では一人一票の原則が守られている。国民はすべて平等に幸福（幸せ）を追求する自由を、少なくとも憲法上は、保証され、制裁（法律、社会的非難など）に触れない範囲で幸せを追求できる。

この功利主義はミルの自由論と結びつく。ここでは加藤尚武の定式を借りて説明しよう。近代市民社会で自由とは、「判断能力のある大人なら、自分の生命、身体、財産にかんして、他人に危害を及ぼさない限り、たとえその決定が当人にとって不利益なことでも、自己決定の権限をもつ」ということである。「他人に危害を及ぼさない限り」の条件は「他者危害原則」と呼ばれ、俗に「他人に迷惑をかけなければ何をやってもいい」と理解されている。日本で一番理解されていないのが「判断能力のある大人」＝市民である。子どものような市民としての資格をもたない者は完全には自由でなく、制限され保護されなければならない。このことは最近では成年後見制度（二〇〇〇年四月施行）などで少しは認知されてきたが、子どもについて厳密に理解されているかはまだ怪しい。「たとえその当人にとって不利益なことでも」の条件は「愚行権」と言う。これは、自由の絶対条件としての、他人の干渉の拒否である。ここには幸せをはみ出る可能性も隠れているかもしれない。以上の条件も「自分の」「自己決定」という規定も、詰めてゆけばいろいろ問題を含んではいるが、近代市民社会の自由の骨格はこれで示されている。

市民的自由に関して重要なのは、これが社会的行動の自由であり、人権であるということである。

まず、社会的とは、他者危害原則と愚行権に示されるように、他人に対する行動に焦点があり、自分に対する行動や内面の思いははじめから無条件だからである。行動の自由は、思ったまま、欲するままできることであるが、他人はその人の心の内面に入り込めず、形となって表れたもの（結果）だけを問題にできるのである。次に、人権として捉えるべきなのは、自由が他人に対する相対的な力関係で実現したりしなかったりするのではなく、国家が市民に保証し保障しなければならない権利だからである。だから、国家という絶対的な権力の正当化条件を列挙する憲法にこれが謳われるのである。ミルが「文明社会の成員に対し、彼の意志に反して、正当に権力を行使しうる唯一の目的は、他人に対する危害の防止である」と述べたとき、他者危害をもたらすもの以外は、国家権力と言えども市民の自由を侵害できない、侵害する国家は正当ではない、と主張しているのである。

この市民的自由は、近代が到達した最大の思想的、政治的、現実的な成果であって、現代倫理学の大前提である。私たちはこれを決して後退させてはならない。

しかし功利主義と自由主義が結びついたその後の歴史は、両者の長所を打ち消す方向に働いたように思う。前述のように功利主義は本来、社会全体の幸せを最大化しようとする社会的視点をもった快楽主義であった。ところが個人主義を内包する自由主義と一体化して、他者との関わりを欠いた利己的な快楽主義に変質した。自由主義もまた、功利主義の快楽と結びつく資本主義の利益優先を背景に、単なる損得の選択の自由に貶められる。こうして「市民」も欲望の主体という意味に切り詰められた。

しかし、欲望に動かされる自由は不自由に転化しやすく、人権としての自由を裏切ることになるのではないだろうか。

功利主義の唱える最大多数の最大幸福（幸せ）は、少数の強者（貴族、有産階級）と多数の弱者（庶民）の時代には急進的な社会改良の考え方であった。しかし民主制が確立して多数が強者になった時代には、多数の願望は少数弱者の抑圧に転化する危険がある（ミルの懸念でもあった）。また、最大幸福が単なる最大快楽に変質してゆくと、極端に言って、満足した太った豚で満ちた社会にするのが正しい、ということになる。私にはこれを現代社会の誤った戯画だと笑いとばすことはできない。

私たちの当面する困難もこの点にあるだろう。医療や環境の問題を単に欲望の多数決で解決できるだろうか。多数の欲望を充たすだけではない望ましい社会はどんなものだろうか。ルソーは、社会の望ましさは市民の一般意志によって選択されるべきで、各人の欲望（特殊意志）の集まりである全体意志によるべきではない、と考えた。後者はまさしく功利主義の最大多数の最大幸福（幸せ）である。これと区別される一般意志（社会の総意）はおそらく単なる幸せだけでなく、何らかの正しさを要求しなければならないだろう。次にこれを承けて正しさを正面から問うたカントを取り上げることにする。

〈参考文献〉
ベンサム『道徳および立法の諸原理序説』（世界の名著38　中央公論社）
ミル『功利主義』『自由論』（岩波文庫ほか）
伊勢田哲治／樫則章『生命倫理学と功利主義』ナカニシヤ書店、二〇〇六年
加藤尚武『現代倫理学入門』講談社学術文庫、一九九七年
ルソー『社会契約論』（岩波文庫ほか）

4　カント倫理学と倫理的自由

　功利主義の自由があまりに個人主義化した点を批判する立場に、共同体主義（コミュニタリアニズム）がある。それは、個人の自由よりも共同体の秩序に価値を置く。個人の幸せを否定はしないが、そのために自由を不可欠とするか、共同体の秩序のもとにあることを不可欠と考えるかの対立である。自由主義そのものは、自由によって何を実現するかは規定しない。功利主義と結びつくと、それは幸せを達成するための自由になる。そこには、他人を含むいっさいを手段視して合理的に自分の欲望を満足させようとする特殊な近代市民像も潜んでいる。共同体主義はこの孤立した人間像に反対するの

である。個人の幸せは、共同体の中に安定して位置づけられてはじめて実現できるではないか、と。これは、幸せを正しさで補完しようというひとつの考え方である。

近代以前には、共同体の秩序（道徳）に従う者が正しい立派な人間であった。立派な人間のあり方を「徳」というが、この語のラテン語（ヴィルトゥス）はもともと共同体を守る戦士の男らしさ（勇気）を意味していた。徳は共同体にとって望ましい人間の能力、性状であった。

実は、個人のための共同体か、共同体のための個人か、という対立そのものが近代のものである。生活が丸ごと共同体と一体化していた時代には、個人と共同体は未分化で、互いにその存続の条件となっていた。共同体なしに個人は生きられなかったし、徳のある個人が消えれば共同体は瓦解するしかなかったのである。しかし、近代は共同体がもっと複雑に重なりあうようになった。個人は別の共同体に移れるようになった。共同体ごとに求められる徳が多様になって、その姿があいまいになってしまった。さらに、共同体は個人が望ましいものへとつくってゆくことができるものだと考えられるようになった。だから、共同体のルールとその遵法を道徳とするなら、共同体主義はかつての安定した道徳を取り戻そうとする立場からの自由主義への反論である。

さて、近代の個人と共同体の分化を踏まえて、功利主義とは異なった立場から自由主義を唱えたのが、カントである。私の区別で言えば、道徳に戻ろうとする共同体主義に対して、カントは倫理へと進もうとする。人類は、共同体をつくり直し、新しい道徳を模索し続ける、という発展段階（啓蒙の時代）に達してしまった。あの懐かしい一体化した社会にはもう戻れないだろう。だから、社会は個人がよく生きようとするためにあるべきだという近代の原則を、カントは功利主義と共有する。よく生きるための自由である。しかしこのよさの捉え方が功利主義とは異なるのである。

カントはストア派と同じく、幸せは人の力を超えていて、望むことしかできないものだと捉える。人間にできるのは、正しく生きようとすること、もし幸せになったならその幸福に値する人間であろうとする努力である。しかしカントにとって正しさとは何だろうか。近代は共同体のルールの遵守（適法性。私の区別では道徳）だけではすまなくなった。正しく生きるために自由を用いることが要求される。カントはこれを道徳性と呼ぶ（私の区別では倫理）。それはどんなあり方だろうか。

共同体のルールも含めて外からの命令や影響で動くのは他律的であって自由ではない。カントはこの他律の「他」を自分の心の中にも見い出す。感情や欲望は心の奥から沸き起こってくる、意志にとって自由にならない「他」であり、欲望に従うのは他律的だ、と。そうすると自由とは、行為を生む意志が他人にも自然な心の流れにも動かされずに自分だけでこうしようと決断すること（自律）であることになる。誤解してはいけないのは、自律は、外からのルールや自分の欲望を否定するのではなく、それらを吟味し選択するということである。こうして、カントの自由は意志の自由であり、ミルの行動の自由、市民的自由のさらに内奥にある姿と言える。だから、言わば内面と外面を合わせて、完全な自由となるはずである。生命倫理では自己決定と自律が同じ意味で用いられることがあるが、私は、それをこのような市民的自由と倫理的自由の意味で区別したいと思う。自己決定は欲望の自然的発露の場合もあるが、自律は必ず吟味選択を経ていなければならないからである。

功利主義の想定する人間の行動は、目的が幸せであるため、幸せのためならこうせよ、という条件つきの命令の形（カントの言う仮言命法）になる。この「こうせよ」（意志）は条件に左右されるから実は他律的である。財産を得るために努力して働こうという意志は、宝くじに当選すれば消えてしまうかもしれない。条件に左右される意志のままに行動できてもそれはほんとうの自由とは言えない、というのがカントの言い分である。しかし、カントの主張も、正しさのためならこうせよ、という同じ構造にならないだろうか。面白いことにこの場合、「正しさ」と「こうせよ」は目的と手段に別れず、条件つきにならない。行為によって正しさを（結果として）生み出すのではなく、行為そのものが正しいかどうかだからである。だから正しい行為は無条件の「正しくあれ」という命令（定言命法、義務）によるのである。ここからカント倫理学は義務論的倫理学とも言われる。

なぜ自由の話に命令が出てくるのか。命令によらないからこそ自由ではないのか。そうではない。他律つまり他の命令であれば不自由だが、自律つまり自分の命令は自分が立法し、それに自分が従うから自由なのである。それでは、自律的に正しさを選択するような意志とはどのようなものだろうか。

カントはこれを、自分がこうしようと思うときに同時に、誰もがこうすべきだ、と欲するような意志、と規定した。「君の意志の格律がつねに同時に普遍的法則となることを欲することができるような格律に従って行為せよ」。法則とは、いつでもどこでも誰もが例外なしに、つまり普遍的な「すべきこと」である。ここに示された正しさのしるしは普遍性、共同体のルールをはるかに超え出る普遍性である。カントは非常に形式的にしか規定していないが、その精神は要するに、あらゆる共同体あらゆる場面で同じ基準で事に当たれ、ダブルスタンダードはいけない、ということだと解しておこう。例えば親切は、親しい人とか気にいった人だけでなく、知らない人にも憎んでいる人にも同じくなされなければならない。それでこそはじめてほんとうの親切なのである。そのような無条件の「親切にすべきだ」でなければ普遍的法則ではない。この普遍性の成立には、あらゆる場面、あらゆる立場、あらゆる境遇が吟味されることが必要である。これは考えてみれば、途方もなく厳しい命令である。この厳格さの意味については節をあらためて考えたい。

正しく生きるための自由というカントの考え方でもうひとつ重要なのが、法則よりも格律（意志の主観的方針）が中心であるということである。よくカントの定言命法には内容がないという誤解があるが、この格律が内容なのである。欲望（こうしたい）が格律（こうしよう）になるときに法則（こうすべきだ）として吟味される、カントはここに人間の倫理的自由を認めた。欲望のままであれば、他律的に行動の自己決定は成立するが意志の自律はない。法則も格律から離れていればただの他律（適法性）になる。欲望と法則の葛藤が人間および倫理の特徴である。カントは面白いことを言っている。神にはこの葛藤がない、人間だけが法則を命令と感じるのだ、と。分かっているけど止められない、と嘆いたり、気が向かないけれどしなければならない、と良心がうずいたりして、私たちは何とか正しく生きたいと努める。それしかない。

道徳と違って倫理では正しさはどこにも保証されないだろう。ルールそのものが吟味されているからである。普遍性という基準は必要条件であっても十分条件ではない。カントの倫理的自由は、共同体主義と違って私たちを道徳に安らわせてくれない。功利主義と違って幸せに耽らせてくれない。しかし、普遍性と自律の基準によって、利己主義に対しては共同体主義と共に反対し、よく生きようとする個人の自由は功利主義と共に強調する。むしろ、功利主義の社会的市民的自由と補完的になり、よさの意味を深化させる内面の自律的自由を解明したのである。人間は欲望の主体であるよりももっと自律の主体である。

〈参考文献〉

A・マッキンタイアー『美徳なき時代』みすず書房、一九九三年

菊地理夫『日本を蘇らせる政治思想——現代コミュニタリアニズム入門』講談社現代新書、二〇〇七年

カント『道徳形而上学の基礎づけ』『実践理性批判』『啓蒙とは何か』（岩波文庫ほか）

新田孝彦『入門講義　倫理学の視座』世界思想社、二〇〇〇年

D・D・ラファエル『道徳哲学』紀伊國屋書店、一九八四年

5　原則と現実

憎んでいる人にすら向けられる親切という普遍性の基準は途方もなく厳しいと述べた。敵をも愛せよというイエスの教えがカントの中に響いている。しかし、そんなことできるわけないじゃないか、と誰もが思う。カントの厳格主義は空疎で現実には役立たない、と。

カントはそんな批判は意に介しない。織り込み済みだからである。ほんとうは、道徳はふつうは常識で足りるのだ。しかし時代が動揺したときにうまく生きてゆけなくなる。だから倫理学の役目はしっかりした指標をたてるところにある。そのためには「人類の歴史の中で一度として実現したことがないとしても」なおかつ揺るがない理念を自分は描き出すのだ、と。イエスが善であると言えるのもそのような理念に照らして可能なのである。善人の例が善を決定するのではない。

だから善すなわち正しさの理念の完全な純粋さを現実と混ぜて判断してはいけない。あの文豪シラーがカントを皮肉ったことがある。友人だから親切にせよという仮言命法が完全な善ではない、と言うのなら、友情を捨てて憎んでから親切にしなければならないのか、と。これは詩人の勘違いである。現実に私たちの行為には複雑な要素が入り混じっていて、完全な親切が裸で歩いているわけがない。

カントはとっくに承知である。しかしその複雑な親切の行為から普遍的な理念としての親切と言える要素だけをもし取り出せたとすれば、それは、たとえ憎んでいても働くような親切であろうと言うのである。私たちが倫理的な行為に心をうたれるとき、おそらくさまざまな要素の曇りを貫いてやってくる、このかすかな、しかし紛れもない原石の輝きを浴びているのである。

現実にはできっこない、現実的でない、ということを鬼の首をとったように振り回さない方がよい。純粋な理念はいわばものさしの原点である。そこから現実がどの程度のものかを計ることのできる基準である。だから現実をよく知るためには理念が必要である。理念をもたない者は、現実を知っているのではなく、世間の流れに呑込まれ流されているだけである。よく生きたいということの中には、この理念にわずかでも近づきたいという希望が含まれているのである。

しかし、そのような正しさの理念は倫理学で問題となる理論上のものにすぎない。私たちが実践的に使いこなせるものさしも必要である。これは、生き方の原則ということになる。最初から述べているように、道徳の時代であれば、この原則は安定した共同体のルールに示されていた。新しいルールを模索する倫理の時代には、この原則を一人ひとりが考えなければならない。近代人は面倒な自由を手に入れてしまったのである。自由とは迷うことである。既成の生き方ではやってゆけない。しかも個人的快楽主義のように混乱の中を自分だけうまくくぐり抜ければよいと考えるのではなく、共に生きてゆくための新しい共同体つくりにつながる倫理でなくてはならない。無数に重なる共同体の中で生きる現代人の生き方は複雑な条件に左右される。ルールが単純でないのは当然である。それだけに原則的な考え方が要求されるのである。

原則は、もとに戻って考えるところから見えてくる。まず、歴史を戻ってみる。医療は本来何をめざしていたか。資源利用はどの時代から浪費に変質したのか。次に、人間の望みに戻ってみる。病いにかかった人は何をどう救って欲しいのか。自然との関わりでどんな生活が望ましいのか。さらに、理屈の上で戻ってみる。生きること、いのちの前提は何か、不可欠の条件は何か。いのちを保つ上で地球のしくみはどう働いているか。これらは、目の前の具体的な問題にすぐに答えを与えはしない。しかし、答えを探してゆくときの大きな枠組みをもたらす。カントの理念ほど純粋ではなくとも、おおまかなものさしの役は果たせるだろう。同じ迷うのでも、見当をつけてから迷えるようになる。

この戻って考えてみることは、一見遠回りのようだが、有効である。思考の中で最善や望ましいものが見えてくるからである。もちろん原則もまた振り回さない方がよい。原則が最善を示したとしても、私たちを取り巻くさまざまな事情やタイミングとの折り合いで次善の策を採らざるをえないかもしれない。この場合、最善と次善の両方を理解していて、その隔たりを分かっている、ということが重要なことである。原則通りではないということは現実の複雑さの中で当然多くあることである。

目の前に押し寄せてくる問題にそのつど緊急に対処する対症療法は、積み重なってゆくと、ときに最初のねらいから外れてゆき、しかもそのことに誰も気づかなくなる場合がある。例えば、石油資源の無駄使いを止めようとリサイクルを始めると、やがてリサイクルのためのリサイクルという社会的しくみが出来上がって、そのために余計に石油を使う、といった事態が生じる。血のつながった子どもをのぞむ不妊治療がやがて精子も卵子も子宮も他人によるところまで進んでしまう。そして現実に流されていればこれを不思議に思わなくなる。だから私たちはときに立ち止まって原則から考え直してみる必要がある。

だが、現実の中には時代、民族、文化の特殊な事情や特徴が含まれていて、この点からも原則がそのまま適用できない、ということが見えてくる。しかし、だからカントの普遍性はもちろん、生き方の原則のようなものを論ずることすら無駄であると言えるだろうか。シュランメは、それぞれの文化的特性を守るためにこそ諸価値の共通基盤、道徳的合意が要求される、そうでなければ実践において個々の利害に振り回される結果、道徳に現れる文化的特性も存在しなくなる、と指摘する。まったくその通りであって、もともと人間がそのつど方針もなく現実に反応するだけなら、道徳もありえなかっただろう。伝統的な道徳が通じなくなったとき、それはいらなくなったのではなく、現実に対処するためにこそ新しい原則、新しい道徳が切実に必要とされているのである。

いのちとすまいの倫理学にこのような序論を設けたのも、この回り道のものの見方を確認したかったからである。現実を知るためには情報と知識が欠かせない。しかしさらに、その知識を倫理的な問題の理解と解法に役立てるために、原則的な見方がもっと大切である。それでは二つの問題領域のそれぞれの原則へと進んでゆこう。

〈参考文献〉

E・フロム『悪について』紀伊國屋書店、一九六五年
加藤尚武『応用倫理学のすすめ』丸善ライブラリー、一九九四年
前田英樹『倫理という力』講談社現代新書、二〇〇一年
T・シュランメ『はじめての生命倫理』勁草書房、二〇〇四年
藤田隆正『新・倫理考――「分かち合い」の発見』晃洋書房、二〇〇七年
徳永哲也『ベーシック生命・環境倫理――「生命圏の倫理学」序説』世界思想社、二〇一三年

第Ⅰ部　いのちの倫理学

第一章　いのちが主人公

6　医療の本来の姿

現代医療の技術や制度が急速に発展した結果、医療というものがもともと何であったのか、何をもっとも大事にすべきか、が見えにくくなったのではないか。現代医療の現場で私たちが出くわすいろいろな問題を取り上げる前にそのことを考えてみよう。

植物も動物も基本的には同じだが、私たち人間も生物としての営みに変調を来たすことがある。痛み、怪我、病気、体の不具合、体調の崩れ、心身のストレス、人間の場合はさらに精神の苦悩も生じる。そうなると当然、何とか元に返りたい、元の営みに戻したい、ということになる。それは「治る、治す」という言葉に表れている。動物でも傷にある種の泥をぬったり、変調を治すために特定の植物や土を食べたりする。人間も怪我や病気への対応は基本的にはこれと同じだったが、動物と違うのは、本能による導きを超えて、幾世代にもわたる長い経験と思考の積み重ねから、薬効のある成分を含む植物、動物の特定部位や無機物などが見つけられていったことである。さらに、「手当て」という言葉に残っているように、手や器具を使う何らかの身体への働きかけ、呪術や祈祷から宗教的な暗示や救いにいたる精神的な働きかけも加わった。それらの中には劇的によく効くものもあったので、薬や手当てが怪我や病いを治した、と思えることもしばしばあっただろう。

しかし、ほんとうは何が病いを治すのだろうか。それは、いのちの力である。いのちは、個体が備えている、変調をもとに戻そうとする内発的な生命力、ウイルスや細菌などの異生物に対する抵抗力、自然が生物に与えた治癒力として具現する。これが治ることの原則である。人間を含む脊髄動物はさらに「免疫」という高度に発達した力も備えるようになった。いのちの力は本来、栄養摂取、呼吸にさらにはじまる生命維持の力であり、子孫を産み継承する再生産の力である。病いに対抗する治癒力はこの生命維持の力の一部である。その目に見える一番原初的な姿は、木の枝についた傷がやがてこぶのようになっておおわれたり、動物の傷にかさぶたができて治ったりすることに見られる。

この原則は、医療がどれほど発達しても変わらない。医療はあくまでいのちの力への支援である。傷口に草木の葉をあてる原始的な治療から集中治療室での最先端の医療まで、あらゆる医療行為は、病いと戦っている個体の生命力をささえる援軍でしかないのである。仮に生命科学が生命をつくり出せるようになったとしても、その生命が病んだときにはやはりそのいのちが主人公であって、自分自身の力で治るのである。治すのではなく、治るのである。もっとも効く薬、もっとも優れた手術は最終的にはいのちの治ろうとする力をもっとも発揮させるもの、と言うべきであろう。

この治るということ、元に戻るということについて確認しておくことがある。それは変調を来たす前の戻るべき姿はさまざまだということである。私たちはともすると、治療を終えた後の自分の心身のあり方を、自分の元の営みを抜きにして、ある標準的な健康や元気な姿のイメージで思い描いてしまうことがある。しかし言うまでもないことだが、人はそれぞれ平常の体や心の調子が違う。ずっと病弱だった人も、風邪ひとつひいたことのない人もいる。悩みやすい人も、根っから楽天的な人もいる。同じ人でも年齢を重ねるに従って平常の心身の水準は変化してゆく。十代の元気と四十代の元気では当然違う。だから治りゆく元のあり方もさまざまなのである。

こう考えると、病気（怪我）と治療の原形は、そのような多様さと変化の中で営まれているいのちの働きに一時的で急な変調が起り、この変調を元の水準まで戻すことである、と捉えなければならない。そして治すとは正確には、いのちの力が治ろうとするのをあらゆる手だてで支えることである。現代医療の現場ではこの原則が忘れられたり崩れがちであることから、現在さまざまな問題がおこっているのである。

〈参考文献〉
C・エンジェル『動物たちの自然健康法』紀伊國屋書店、二〇〇三年
A・ワイル『癒す力、治る力』角川文庫ソフィア、一九九八年
N・カズンズ『笑いと治癒力』岩波現代文庫、二〇〇一年
多田富雄『免疫・「自己」と「非自己」の科学』NHKブックス、二〇〇一年
中村仁一『大往生したけりゃ医療とかかわるな――「自然死」のすすめ』幻冬舎新書、二〇一二年
吉松和哉『医学と患者』岩波現代文庫、二〇〇一年
大野典也『DNA医学の最先端――自分の細胞で病気を治す』講談社現代新書、二〇一三年

7　現代医療の功罪

病いと戦う主人公はいのちの力であって医療は助っ人なのだ、という原則がいつの頃から見えにくくなったのだろうか。またどうして主演と助演の役割があたかもひっくり返るかのようになってしまったのだろうか。パストゥールやコッホの細菌学の確立からその病原への抗生物質という有効な攻撃力を医学がもった時期を挙げることができるかもしれない。あるいは、化学工業の発達を背景に人工

的な製薬が発展した二〇世紀前半だろうか。戦争の負傷兵を助けるために点滴や人工呼吸器が発明された二〇世紀半ばだろうか。医学、医療の正確な歴史とその意義の解釈は専門家に任せねばならないが、どうも一九世紀から二〇世紀のどこかで、私たちは医学の圧倒的な発展に目を奪われて、病いと主に戦うのは医療だという幻想を抱かされてしまったように思う。

もちろん、それは医療のせいではない。医療技術の発達は人類にはかり知れない恩恵をもたらした。それは言うまでもないし、言いつくせもしないことである。どれだけの医学の先達が苦しむ人たちを思い浮かべながら日夜新しい医療の開発につとめてきたことか。どれだけの人々が以前には諦めるしかなかった病いから救われ、死を免れたことか。そして次々と新しく発見される病気や今なお治療法が見つからない難病を前に、さらに一層の医学の発展を誰もが望んでいるのである。

しかしまた一方で、現代医療を万能視してはいけない。病気に限らず私たちは苦境に陥ると、わらにもすがる思いを抱きがちである。ましてや現代医療は自然科学というもっとも合理的な探究に立脚した高度な技術であるだけに、専門家以外の人々は過剰な期待を膨らませてしまう。実は後で取り上げるさまざまな問題を引き起こしているひとつの原因が、この切実だけれど過剰で勝手な願いや夢と医療の最先端の実態とのずれである。例えば、不妊治療の問題はそれへの過剰な期待とその成功率の低さから引き起こされる悲劇である。

ここには、複雑なものをできるだけ単純化して理解したいという人間の心理も働いているだろう。

人が病気にかかり、治るという過程にはとても複雑な要因がからみ合っている。ウイルスにさらされて、風邪をひく人とひかない人がいる。ほぼ同じ病気に同じ治療法で、治る人と治らない人がいる。なぜだろうか。心身のもともとの水準が違う。病原以外の環境や条件が違う。こんなことはほんとうは当り前のことである。ところが、一九世紀以来の、病原とそれに対する有効な薬物療法や病気の身体部分に対する手術療法に慣れてしまった現代人は、他の条件が異なっていても、それさえやれば単純な因果関係で必ず治るものと、単純化してしまうのである。しかし病気になった身体の中では実は、複雑な条件を引きずりながらいのちの力が、これまた複雑な要素を伴った、その病原を主勢力とする身体を傷める要因の連合軍と戦っているのである。多くの病いでその主勢力を薬などの援軍の力によって打ち倒すことは最重要なことではあるが、ちょうど野球で四番打者だけ打ち取れば勝てると思うような勘違いに陥るのではないだろうか。病気はもっと複雑である。病原をたたくよりもいのちの力を強めるように働きかける方が効果のある場合もある。例えば、戦後の最貧状況で結核に苦しんだ日本人にはストレプトマイシンの効力の印象が強いが、もっと早い時期から使いはじめた英国での疫学的研究によれば、結核の治癒には抗生物質ではなく保健衛生と栄養状態の改善が相関していたのである（佐藤純一）。

高度医療によって促進された単純化は、さらに民間の健康食品や疑似薬品の氾濫にも見られる。何かがこれこれによいとテレビ番組で紹介されるとその数時間後には街の売り場からその食品が消えてしまうし、何かでがんが治ったという記事が新聞や雑誌に載らない日はないほどである。逆に、体に悪い食品や嗜好品、薬の話も満ちあふれていて、現代人は不安になるばかりである。まるで、先祖の罪がたたっているから祈祷や寄付が必要とおどかす似非宗教と同じである。こういうものは総じて不安産業と呼ばれる。下手をすると現代医療もその傾向を帯びはじめているかもしれない。それらは、手っ取り早く原因を片付けてしまいたいという思いから、複雑な要因や条件の中から目につくものだけをたたき回るもぐらたたきゲームにほかならないのである。

病気の早期発見をめざす集団検診も最近その功罪が取りざたされている。もともとこれは国民全体の健康増進をはかり、感染病や成人病の予防にもつながるものである。その背後には、富国強兵や産業振興のための国策があったし、健康保険制度の存続にかかわる医療費抑制の思惑もある。しかし集団検診がはたしてほんとうに健康増進にむすびついているかは実証されていない。有名なメイヨー・クリニックの調査がある。肺がんの検診を受けた群と受けなかった群とで肺がん死亡率の差が認められなかったというものである（米山公啓）。しかし日本でも他の国でもこれを上回る調査はされていないので、正直実態はわからない。やらないよりはましだという考えもあるだろう。それどころか、これをきっかけに早期発見されて助かっている人が大勢いるではないか。そうである。個人にとっては自分で気をつけて診断を受けることはとても重要なのである。取りざたされるのは集団で実施するのが社会的総費用と効果の点でどうかという社会的視点からである。しかし個人にとっても考えるべきは、ひとつは余計な不安を生み出しているのではないかという点と、もうひとつは個人それぞれに自分のいのちの声を聞くことをないがしろにさせる結果になっているのではないかという点である。忙しさにかまけて心身の変調に気づけない。それは定期集団検診におまかせの態度から来てはいないだろうか。

便利さや有用性が現代人を振り回している例は現代医療にも多く見られる。X線や磁気による高度な診断装置（CTやMRIなど）が発達した。日本には世界中の六割の装置があるという。とても高価なのに至る所にある。その減価償却のため、健康保険の支払い制度も利用して、不必要に検査が繰返される。しかしX線のほうは受診した人たちのがん発生率が三倍以上高いという調査が二〇〇四年になって英国から出された。日本では風邪でも抗生物質を処方する医師が多く、それを不思議に思わない患者も多い。ウイルスに細菌退治の薬は効かないのに、安易な大量処方が深刻な耐性細菌を生み出している。これらは、序論でも述べたもともとの「何のために」があいまいになって手段の便利さだけがありがたがられている例であり、医療技術そのものよりも、医療システムや制度から生じる問題である。第二章「治すことの論理」でもう一度取り上げることにする。

文明の利器は私たちを怠け者にする。現代医療の場合はこれまで見てきたように、その高度の専門性のせいで、病いにかかった患者が自分の心身や生き方を考えるという点に関して怠けさせる結果になったのである。最近よく聞かれるようになったインフォームド・コンセント（説明された同意）はようやく、この怠け患者の医者へのおまかせ主義と言ってよいパターナリズムへの反省から、治療を自分の生き方に織り合わせて患者が自ら考えなければいけないというごく当り前の姿に戻しつつある。ただしこの当り前が難しい。専門家と同じ知識水準になるのが難しいと言う意味ではなく（その必要もなく）、自分の生き方に織り込むときの前提、複雑な病気は治りきらないという事態に気づきにくいという難しさである。次の節でそのことを考えてみよう。

〈**参考文献**〉

F・G・クルッシ『医学が歩んだ道』クロノス選書、ランダムハウス講談社、二〇〇八年

高久史麿編『医の現在』岩波新書、一九九九年

矢崎義雄編『医の未来』岩波新書、二〇一一年

佐藤純一「抗生物質という神話」（黒田浩一郎編『医療社会学のフロンティア』世界思想社、二〇〇一年）

米山公啓『医学は科学ではない』ちくま新書、二〇〇五年

小野寺時夫『新　治る医療、殺される医療』中公新書ラクレ、二〇〇一年

津田敏秀『医学的根拠とは何か』岩波新書、二〇一三年

村上陽一郎『生命を語る視座』NTT出版、二〇〇二年

大塚恭男『東洋医学』岩波新書、一九九六年

R・メンデルソン『医者が患者をだますとき』PHP文庫、二〇〇八年（草思社、一九九九年）

8　キュアからケアへ

いのちが自らの変調に対して自らの力でもとに戻ろうとする、その戦いはとても複雑だという話をした。治ることの精妙なしくみはむしろ現代医学によってますます明らかになってきたのである。高度医療が今まで手の施しようのなかった難病に挑戦している以上、そのしくみに直面せざるをえないからである。だから最先端の医学者ほど、病いの力といのちの力に対して謙虚である。人間の現在の治療技術でできることの限界を知っている。そのことをはっきり語る医学者や医師を私は信頼する。

ここでは話を解きほぐすために、いのちのもともとの姿に戻ってみたい。生まれた後のいのちを維持するのは、内部条件で言えば身体の部分と全体の調和的活動であり、外部との関わりで言えば栄養摂取と呼吸である。

まず栄養はいわば生命という内燃機関の燃料であり、枯渇すれば動かなくなる、すなわち死ぬ。動物の場合栄養は口を通して入るから、簡単に言えば、飲み食べられなくなれば死ぬ。これがいのちの原則である。呼吸は燃料を燃やし排気するための条件であり、文字どおり「息絶える」ことがいのちの終りを表す。人工栄養と人工呼吸の装置がないときには、この二つの条件が成立しなくなれば私たちは死んだ。幸いなことに前世紀にこの画期的な装置が実現し、生命力が一時的にその二つの条件を充たせなくなったときに回復するまで人工的に支えられるようになった。しかし現代医療の難問は、力が回復しないときにも延命できるようになったことから生じる。このことを人工的で自然ではないからおかしいと言うと、それではもともと人工的である医療すべてを否定することになる、という指摘がある。これはその通りである。だからもう少し正確に言うと、自然ではないという素朴な感じは、人工の全否定ではなく、治ることを超え出た医療、いのちの原則が成立しなくなった後の治療行為への違和感なのである。しかし、治療の限界に突き当たったとき、簡単に生命維持装置を止められるだろうか。原則は明瞭だけれど、現実は複雑である。

おそらく、病いの原形から考えると、いのちはもとの水準を回復する（治る）か、いのちの力が負ける（死ぬ）か、のどちらかしかなかった。医療は全力をあげて回復へと支援するが、及ばないときには主人公の運命を受容するしかない。しかし医療支援の技術が発達した結果、この二者択一の原形が崩れはじめたのである。

それは、死なずにすむが治らないということである。もとの水準には戻れないが、ある程度まではよくなる。これは現代医療の賜物である。そのことを私たちは勘違いすべきではない。支援が効果を発揮したからこそいのちがそこまで頑張れたのである。しかし、もとの水準との落差を私たちは引き受けて、その後を生きてゆかねばならない。例えば、大怪我や脳梗塞でいのちをとりとめても体が不自由になる。急性の病いを何とか乗り切っても慢性に移行してしまう。現在はそれでも薬などでまがりなりにも心身の新たな水準で生きられる。もとの水準に戻らないという意味では治らないが、いのちをとりとめたという意味では治った、という状態。何とか自力による栄養摂取と呼吸を取り戻して身体の調和的活動を保てるようになった状態。これを病いが続いているといつまでも嘆く人もいる。その条件を受け入れて病いは終わったと解せる人もいる。ここに、治療の範囲には収まらない問題が見えてくるのである。

それは、キュア（治療）からケア（介護）への重点移動と言ってもよいだろう。ケアの相手は、もちろん上記の治らないことから生まれるだけではない。高齢化による心身能力の低下やさまざまな障害と呼ばれる水準もある。だから、いのちの倫理学は狭い医療倫理を超えてケアの倫理も含まねばならない。ここでは、技術のもたらす問題もさることながら、人と人との関わりが重要な課題になる。これは第三章「いたわりと自律」と第四章「支えあういのち」でも詳しく考えたい。

ケアは、看護、介護、介助、世話、気遣い、など幅広い意味をもっているが、その基本は相手を大切にすることだと思う。その人の願いや意志を尊重する、それに従って必要となることを支援する、批判したり諫めることも含んで相手の幸福を注意深く配慮する。場合によっては、知識と技術が必要である。医療者や介護士のような専門家もケアの一端を担っている。しかし、ケアはさまざまな人々の輪の中で成り立つのである。例えば、高齢者介護では介護士だけでなく家族や宗教者との精神的な対話が大きな意味をもつことが指摘されている。メイヤロフは、親と子や芸術家と作品のような例も広く取り上げながら、ケアが最終的に相手の成長を助ける行為であり、そのことによってケアする者もまた成長すると指摘している。例えば、ターミナルケアで死を間近に控えているという極限的な例でもなお日々新たに成長と自己実現が続けられている。ちょうどキュアの最終的な主体が医療者ではなく患者のいのちであったように、ケアの主体も一方的に介護する側にあるのではなく、他のいのちとつながってともに成長するいのちである、と言えるだろう。抽象的に聞こえるかもしれないが、これはあらゆるケアの根底にあるゆるがせにできない考え方である。

〈参考文献〉

M・メイヤロフ『ケアの本質』ゆみる出版、一九八九年
柏木哲夫『死を看取る医学』ＮＨＫライブラリー、一九九七年
広井良典『ケアを問いなおす』ちくま新書、一九九七年
森村修『ケアの倫理』大修館書店、二〇〇〇年
川本隆史編『ケアの社会倫理学』有斐閣選書、二〇〇五年
Ｅ・Ｆ・キティ／岡野八代／牟田和恵『ケアの倫理からはじめる正義論』白澤社、二〇一一年

9　自己決定の思想

いのちが主人公であるという原則を取り上げてきた最後に、近年よく聞かれるようになった自己決定権について考えよう。

自己決定は、序論で見たように、行動の選択の自由という近代市民社会の大原則であり、とりたてて強調するまでもないはずである。これが権利としても主張される背景には、本来あるべき自由がなかったり阻まれている状態、不公正で一方的な力関係の中に置かれている人間関係がある。医療の現場では、患者の自己決定権が論じられる。何が阻まれ、どんな不公正な関係があるのだろうか。

病気にかかった患者はただでさえ不安の中で病院を訪れる。診断が下され、入院が決まる。専門家が最良の治療法を選んでくれたのだと信じて、詳しいことを尋ねることもなしに、一切異義を申し立てないという「入院誓約書」にサインして、以後は医師に委ねる。これが十数年ほど前までごくありふれた患者と病院の状況であった。おそらく病いの姿がまだ原形に近い簡単な頃はそれでよかったのである。しかし先述のように、医療の発展に伴って逆に、治りきらない複雑な病いが増えてきた。例えば、数十年前なら安静にして死を迎えるしかなかったがんに対して、抗がん剤が開発され、摘出手術が発達し、X線治療も可能になった。病態分析や治療効果や予後生存率などの学界での研究や現場での経験の蓄積も膨大になり、治療なしの場合、手術の場合、内科的療法などの場合の余命のおおまかな推定もなされる。それらの中のもっと細かい選択肢もあるかもしれない。こうなると、治るか死ぬかという単純な状況では考えられなかった選択が出てくる。例えば、治療なしでいけば死の二週間前まで二カ月間は今の仕事を何とか続けられる、抗がん剤では一カ月入院でその後一旦退院できるが、四カ月後までもつかは何とも言えない、手術をすれば成功率六割ほどで六カ月延命できるがそのほとんどは寝たきりになる、というような状況が出てきたとき、どれが最良かは、明らかに医師の決められることではない。

ところがこのような複雑な状況の時代になっても昔の単純だった時代の惰性が続いた。パターナリズムである。家父長が家族のことを慮って采配するように、医師が患者のために最良の治療を決め実施すること、患者から言えば「すべてよしなにお願いします」とまかせきってしまうことを言う。このパターナリズムで何が阻まれていたのか。患者自身の選択決定である。本来の主体が決められない時代が続いたのである。何が不公正なのか。自分の病いの治療可能性について知らされないことである。この情報の格差によって、一旦病院の門をくぐったら自分の身に降りかかることに疑問も意見も言えないような不当な力関係に陥りがちであった。

日本でこのような患者の状況に違和感が感じられるようになったのはほんのこの十数年である。実際、水野肇は一九九〇年段階でまだインフォームド・コンセントが日本に定着するか案じていた。インフォームド・コンセントとは、必要な情報を与えられた上での自分の治療に対する同意であり、「説明された同意」と訳されることもある。これが身近になったのはまず、がんの告知をすべきかどうか、が具体的に広い範囲で問題になったからである。がんの告知はかつては死の宣告と等しかったから、告知ははばかられた。現在は上述のような選択肢が出てきて、患者が自己決定するためにインフォームド・コンセントが必要であり、そのためには最初の情報としてどうしても告知がなされなければならないので、告知は医療現場では常識になりつつある。

その場合、誤解をあらかじめ解いておかねばならない。まず、情報は専門家と同じ水準で知る必要はない。重要なのは、どの程度まで治るのか、どの程度の心身の水準の低下があるのか、治療法とその治る（治らない）程度との関係、など患者の自己決定に必要不可欠な、しかも患者に理解可能な説明である。生理学的医学的な知識の伝達はそのために役立つ範囲でよい。患者が必要な理解ができないなら、それは患者ではなく医師の責任である。これは実に難しい要求だが、専門家としての医師には当然の資質として求められるようになりつつあり、コミュニケーション能力が医学教育の課題に浮上し、いくつかの医学部で模擬患者による医療面接訓練も始まっている。

次に、コンセントは治療法に関することと狭く理解してはいけない。同意はもともと提案された治療法への同意であったが、上述のように選択肢が増えると患者が選択決定しなければならないことになり、インフォームド・チョイスという考え方も出てきた。このため、主治医からの情報だけでなく、別の医師の診断（セカンド・オピニオン）も選択のために求めるべきだという考え方も生まれた。しかし実はもっとも大事な選択は治療法ではなく、人生の選択なのである。それは、治療法が余命の長さだけで決定できないという先ほどの例でも分かる。残された二カ月で仕事を仕上げるために治療をあえて拒否する人もいるだろう。四カ月後の娘の結婚式に車椅子に点滴で駆けつけることに賭けて寝たきりになっても手術を選ぶ人もいるだろう。ここで選ばれているのは、いかに生きいかに死ぬかなのであり、自己決定とはよく生きようとする模索そのことなのである。パターナリズムの惰性にまだ浸っている私たちは、このことを自覚する必要がある。

さらに、これを知る権利と捉え、ここから逆に知らされない権利も尊重されるべきだと言う論者もいる。しかし、自分の治療に関しては後者はありえないだろう。たしかに、選択の難しい状況や死すべき事実を突きつけられることは愉快ではありえないから、幸せを第一とすれば避けたいという願いもあろう。でも自分に生じている不幸せを知らないことが幸せでありうるだろうか。また、それは何か侵害されていて保障されるべき権利であろうか。知りたくないというのは困難を引き受けたくない典型的なパターナリズムである。もちろん、患者の落胆を予想して家族がどこまで知らせるか医師と相談することもあるだろうが、患者が自分の生き方を決定するのに不可欠な情報は、これこそ侵害されてはならない権利であり、必ず尊重されなければならない。

インフォームド・コンセントが米国で注目されるようになった背景には二つの理由があった。ひとつは、ナチズム時代の医学の人体実験への反省からニュルンベルク医師裁判（一九四七年）に始まりヘルシンキ宣言（一九六四年）へと確立されてきた、医学発展のための治験であっても被験者の同意が必要であるという考えである。もうひとつは、アメリカの医療裁判で同意を得ておかなかった手術などで医師の責任が問われる事例が増えたことがある。だから意地悪く言えば、医療者の側の自己防衛という側面があった。しかし、これはコロンブスの玉子で、治験や治療に関して患者本人が何も知らないということはいかにもおかしいと考えるきっかけになったのである。そしてこの考え方は、同意という今なお医師の提案のほうに主導権のある消極的なものにとどまらず、人生の選択のために治療の選択があり、それは当然患者本人のなすことであり、そのために十分な情報が求められる、という患者主体の積極的なものに高まったのである。だから、コンセントはチョイスに代わるべきであり、患者の自己決定の当然自明の要素として、この言葉はその歴史的使命を終えつつあるだろう。

さて、自己決定は、これまで見てきたようなパターナリズムからの歴史的な流れの中では、どこまでも強調すべきである。しかしこの「自己」も「決定」も絶対視されてはならない。最終的に自ら決めなければならないが、選択される自分の人生は決して自分だけのものではない。私たちは共同体の重なりの中に、それぞれの中での役割や期待に応えながら生きている。選択はそれらを引きずらざるをえないのである。死を誰も代わってくれないのが厳然たる事実であっても、それは他者を巻き込んで起る。小松美彦は生命倫理の流れの中で生も死もあまりに孤立的に捉えられて議論されることに警鐘を鳴らしている。決めるということさえ他者の支援で可能になる。診断され、説明され、治療法を決め、人生に織り込む。そのつど支えられて、迷いながら、多くは最終的に確信をもてないまま決めてゆくのである。それは自己決定と言うにはあまりにあいまいなものかもしれない。しかしそれでよいのだと思う。難しいことも嫌なことも、放り出そうとせずに、自分に引き受けようとするところに、今まで考えてきた自己決定の思想の核心がある。むしろこの迷いと吟味には第4節で捉えた自律の姿がある。そしてそれは、自分が主人公だという狭い意味にとどまらない。主人公は他者から支えられて成り立つ自分のいのちであって、自己決定とは自律的にその声に耳を傾けることなのではないだろうか。

〈参考文献〉

水野肇『インフォームド・コンセント』中公新書、一九九〇年
森岡恭彦『インフォームド・コンセント』ＮＨＫブックス、一九九四年
立山龍彦『自己決定権と死ぬ権利』東海大学出版会、一九九八年
小松美彦『死は共鳴する』勁草書房、一九九六年
小松美彦『自己決定権は幻想である』新書ｙ、二〇〇四年

いのちの倫理学全体に関する参考文献

H・T・エンゲルハートほか『バイオエシックスの基礎』東海大学出版会、一九八八年
星野一正『医療の倫理』岩波新書、一九九一年
加藤尚武／加茂直樹編『生命倫理学を学ぶ人のために』世界思想社、一九九八年
今井道夫『生命倫理学入門』産業図書、一九九九年
今井道夫／香川知晶編『バイオエシックス入門』第三版、東信堂、二〇〇一年
伊坂青司『市民のための生命倫理』神奈川大学評論ブックレット、二〇〇一年
貝谷久宣／日本筋ジストロフィー協会編『遺伝子治療と生命倫理』日本評論社、二〇〇一年
市野川容孝編『生命倫理とは何か』平凡社、二〇〇二年
森岡正博『無痛文明論』トランスビュー、二〇〇三年
庄司進一編『生・老・病・死を考える15章』朝日選書、二〇〇三年
T・シュランメ『はじめての生命倫理』勁草書房、二〇〇四年
T・ホープ『一冊でわかる医療倫理』岩波書店、二〇〇七年
行岡哲男『医療とは何か――現場で根本問題を解きほぐす』河出ブックス、二〇一二年
安藤泰至編『「いのちの思想」を掘り起こす――生命倫理の再生に向けて』岩波書店、二〇一一年
大庭健『いのちの倫理』ナカニシヤ出版、二〇一二年

第二章　治すことの論理

10　脳死と臓器移植

自然科学の立場と倫理学的な考え方の違いがはっきりと見えてくる典型なので、まず脳死の問題からとりあげよう。

脳死は、脳の機能が停止し、もう決して回復せず、生命維持装置を使わなければ生きていられなくなった状態（不可逆的昏睡）である。人工心肺や人工栄養装置が発達する二〇世紀半ば以前には、おそらくこの状態が生じても、速やかに心臓や肺が停止したので気づかれなかったし、医学的にも重要視されることはなかった。逆に、心肺の停止後に血が通わなくなって脳の機能が停止するのが脳死以外の死である。脳死は全死亡者の〇・五――一パーセント程度に見られる。さて、生命維持装置によって可能になった脳死から心肺停止までの間は、臓器は生きているのに人間としてはすでに死んでいる状態とみなせば、臓器移植には最適な条件となる。特に心臓移植は現在脳死状態からしか可能ではない。

そこで問題となるのが、脳死は人の死であるか、死と認めてよいか、である。もし死でなければ、移植手術は殺人になってしまうからである。医学的には、アメリカでは一九六八年のハーバード基準、日本では一九八五年の竹内基準を充たせば死と認めようということになった。しかし脳死は、呼吸停止、心拍停止、瞳孔散大の三徴候で誰にも分かるいわゆる心臓死と違って、厳格な手続きに従う高度に専門の医師にしか判定できないし、見た目にはどうしても生きているとしか見えない。中島みちが「見えない死」と呼んだ通りである。また立花隆が警告したように、実は、現在の判定基準は反応しないものは死んでいるという原理に立っているので、医学的にも厳密には脳死は確定できないと留保する見方もある。さらに、仮に脳死が必然的に心臓死に移行する事実上の死であることを科学的に確定できたとしても、死というものは、人類の歴史の中で長く心肺停止を徴候として確認された上で社会、文化、宗教、法律上の様々な意味を付与されてきた人間的な出来事であるので、脳死は死であると簡単に人々が受け入れられるものではなかったのである。

このことを倫理学の立場から明快に指摘したのは森岡正博『脳死の人』であった。脳死は、脳死状態の生理学的事実というよりは、脳死状態の人をとりまく人と人の関わり方の問題なのである。例えば、自分の意識も回復の可能性もなくなったら死んだことにしてほしいという当事者としての割切りと、その死をなかなか受け入れられない家族とでは受け取り方がまったく異なる。さらに臓器移植がからめば、脳死の人に対して家族と提供される側と手術する側のそれぞれ異なった関わり方が生じる。また脳死は交通事故や脳卒中のように突発のことが多いから、家族には動転困惑からその決して戻らないという現実を受け入れて死を容認するまでの時間が必要になる。このような脳死に関する多様な人々のふるまい方こそ倫理的問題としての脳死である。脳の構造と機能の医学的説明だけで脳死は片づけられないというわけである。

しかし脳死がこれほど問題視されるのはやはり臓器移植との関連からである。世界初の心臓移植手術から間もなく日本でも一九六八年札幌医大で心臓移植手術が行われたが、脳死判定も明確でなく記録も破棄されて、大きな疑惑の事件になった（和田移植事件）。以来脳死からの移植手術は日本ではタブーになり、三〇年近く世界の流れから取り残されてしまった。このため心臓外科をはじめとする外科医や移植手術を最後の頼みとする患者たちの間で、脳死と臓器移植に関する社会的認知と法律の整備が長く待たれていたのである。幸か不幸かこの特殊な事情によって日本は世界でもっとも脳死に関して国民的関心を高め慎重な議論を深めた国となり（患者の医療アクセス権を阻害する、公的な意志決定の悲劇的な遅れであったとする指摘もあるが）、一九九七年ようやく臓器移植法が成立した。

この法律の特徴は次の三点であった。臓器提供の意志がある時にのみ法律上必要な脳死判定をする。

その場合にのみ脳死の身体を死体として臓器移植を可能にする。臓器提供の意志確認は世界一厳格である。

すなわち、臨床的に脳死と推定され、臓器提供の意志が確認された場合にはじめて厳密な順序で五項目の脳死判定作業をする。判定のできる病院も限定されている。上でも触れたが死は文化的な背景をもっているために法律で一律に脳死を死と規定してはならないという理由から、臓器移植のためにだけ脳死状態からの摘出を法律上認めたのである（手術をする医者が殺人罪に問われない「違法性阻却」）。臓器の提供には、本人の意志（ドナーカードや近親者の証言などで確認）ばかりでなく、家族の承認も必要とされる。ここには自己決定も他者との関わり合いの中で有効になるという考え方が現れている。また提供意志は遺言に相当するので、民法上の一般の遺言の成立条件に合わせて、一五歳未満の臓器提供（の遺言）はできないことになっている。逆に、この法律に規定されていない臓器類についてはあいまいで、本人の同意していない臓器まで移植される危険、研究目的の脳死体利用の危険も指摘されている。以上のように、脳死の場合拒否表明がなければ原則的に臓器移植されたり家族の同意だけで提供できる他の諸国のものとは大きく異なっていた。

これでは事実上臓器移植禁止法だと嘆く声も多く、二〇〇九年七月国会で新しい脳死臓器移植法が可決された（施行は二〇一〇年七月）。新法は、一律に脳死を人の死と定め、本人の提供意志がなくても家族の承諾で移植を可能にし、その結果一五歳未満の小児からの移植も可能にした。

まず、法律上の概念としては人の死と認めたが、脳死判定は従来どおり厳密な判定によるから、実際はこれまでと同じく臓器提供のときにしか脳死は確定できない。次に、本人の意志を要件から外したのは、改定の最大の動機である臓器提供数の増大のためである。なにせ旧法の一二年間でわずかに八二例しかなく（二〇一〇年二月現在）、心臓病だけで一〇〇〇名以上、その他の移植を合わせて一万二六〇〇名の待機患者がいる状況で提供数を増やすことは切実な課題であった。また、日本では不可能なためたいへんな困難を乗り越えてなされていた海外渡航小児移植がＷＨＯで禁止される方向にあることも改定を急がせた。しかし残念ながら、提供数の増大はあまり見込めないのではないかと推測される。日本人の感覚として、これまでも本人の意志があればこそ家族もその意志を尊重するという形で承諾に踏み切れたのであり、もし本人の意志が分からないときには家族の決断はむしろいっそう難しい（子どもの脳死の場合はさらに難しい）と考えられるからである。森岡は新しい本で、先進国のアメリカで移植に同意した家族が後々後悔し精神的ケアを要する事例が増えていて、日本の旧法の考え方を知ってアメリカのやり方を見直す意見も出はじめたことを報告している。

このように提供者の絶対数が移植を望む人に比べて著しく少ない場合には、いかに公平に臓器を割り当てるかという問題がある。例えば、高額の謝礼を出す人を優先して手術をするということになったら大変だからである。これはすでに、各国の先行例を参考に、血液型や手術の緊急度などをコンピュータで管理する日本臓器移植ネットワークがつくられ、専門的なコーディネータによってほぼ公平さを実現している。また、提供の「誰から誰へ」が互いに分からないという匿名性も守られている。ドナーとレシピエントの恣意的な相互選別や移植手術後の人間関係の難しさを回避するためである。この点で新法ににわかに付け加えられた提供者の親族優先規定は公平さの観点から大いに問題である。脳死になる人の家族に臓器手術の必要な人がいる稀な確率を考えると、何のための規定なのか私にはほとんど理解しがたい。

さて、脳死と臓器移植に対してどのように考えるべきであろうか。専門家が不可逆な死だと言っている以上認めるべきだと考える人もいるだろう。でも、温かく息をして手を握れば心なしか握り返してくるように感じられる目の前の愛する人を死んでいるとはとても受け入れられないと言う人もいるだろう。

原則論を述べると、私は脳死状態からの臓器移植は間違っていると考える。それは大きく三つの理由からである。

第一は、脳死からの臓器移植が他人の死を前提とし利用する治療だからである。治療の歴史の上でこれはまったく新たな事態である。厳密には、角膜や腎臓などのように死後の提供は今までもあったので、脳死移植の新しい事態は、伝統的な死の概念を変えるという無理をしてまで利用するというところにあるだろう。それは、誰もが受け入れられる心臓死を迎えた後の結果として治療が可能になる事態と、治療の目的のために脳死状態を死とみなさねばならない事態との違いである。倫理的には後者のほうが、治療のために他者の死を待ち望むという倒錯が引き起こされる懸念が大きい。念のために付け加えるが、すぐ後に述べるように、これは心臓病などの待機患者ではなく、そのような医療体制を批判しているのである。

第二は、脳死からの手術に限らないが、臓器移植が免疫を手術以後生涯にわたって抑制しなければならない治療技術だからである。たしかに医療は昔から、手術や薬などで一時的に生命力を害しても結果的に生命力を回復させて、治療を成し遂げてきた。免疫抑制剤も前世紀後半に副作用の少ない優れたものが開発され、これが治療のために一時的に使用されるのなら、本来の医療の道に適うものであろう。しかし、生きている限りいのちの根幹である免疫を押さえ続けなければならないという治療はもはや治療とは言えないと私は考える。

第三は、宝くじに当たるような偶然に任せた治療だからである。数字の上では毎年一万人以上の脳死が発生しているから、全員が提供すれば待機患者はほぼ救われるはずである。しかし、新法の狙い通り提供者が増えたとしてもなお、諸外国の例からも分かるように、実際には提供臓器は圧倒的に不足するであろう。治療を尽くして天命を待つというのではなく、できるかどうかが完全に運命に左右される行為を治療と称することはできない。

ではどうすべきか。上の三つの点を同時に克服できるのは、人工臓器やｉＰＳ再生臓器である。この開発を急ぐべきである。脳死からの臓器移植は、未完成の技術であり、実用段階にないものを拙速に用いてしまったと思う。治療とは言えないものに期待をもたせてしまったのである。臓器移植を要する病気に限らず、残念ながら現在の医療水準では治せない病気はまだまだ多い。その場合私たちは、運命をのろい、苦悩に苛まれながらも、人間の有限性を受け入れざるをえないし、その条件のもとで生をまっとうしようとするだろう。ところが現在臓器移植を待つ患者は、治療不可能と可能とのいわばグレーゾーンに追い込まれ、多重の苦しみにあっている。迫りくる死と向きあって苦しみ、他方でいつになったら臓器が提供されるかを思い悩み、幸いに手術を受けられても免疫抑制剤を飲み続け、拒絶反応と感染症の不安の内に暮らさなければならない。これに比べて、他者からの臓器移植は未完成で間違った治療だから現段階では諦めたほうがよいと考えるのは格段に酷いことだろうか。

臓器移植を別にして、脳死そのものの医学的診断は受け入れてよいであろう。それは、現在の医療水準では、生命維持装置によってかろうじて心肺停止を猶予されているにすぎず、身体が自己回復の力を決定的に失っている状態だからである。だから生命維持のレベルを徐々に落としていわばソフトランディングできるようにするのが理想的である。しかし、突発的な事故による場合の家族の死の受容の時間を保証することは、集中治療室の占有や高額医療費などの条件を踏まえながらも、最大限考慮されねばならない。

以上が原則論である（梅原猛の論理とは逆である）。それでは、君は自分や自分の家族が臓器移植を要する病気になったらその通りにできるのか、と問われたら、私はどう答えるだろうか。正直さまざまな条件で迷うだろう。自分自身の場合は少なくとも原則に沿おうと努め、自分に言い聞かせるだろうが、移植にわずかな希望を託している目の前の人の選択に対してはただ黙することしかできないだろうと思う。

〈参考文献〉

中島みち『見えない死』文藝春秋、一九九四年（旧版一九八五年）
立花隆『脳死』中公文庫、一九八八年（中央公論社、一九八六年）
森岡正博『増補　脳死の人』法蔵館、二〇〇一年（東京書籍、一九八九年、福武文庫、一九九一年）
梅原猛編『「脳死」と臓器移植』朝日文庫、二〇〇〇年
小川一乗『仏教からの脳死臓器移植批判』法蔵館、一九九五年
出口顕『臓器は「商品」か』講談社現代新書、二〇〇一年
小松美彦『脳死・臓器移植の本当の話』ＰＨＰ新書、二〇〇四年
中島みち『脳死と臓器移植法』文春新書、二〇〇〇年
森岡正博『生命学に何ができるか』勁草書房、二〇〇一年

11　不妊治療の問題点

不妊治療を治療と呼んでよいかどうかは難しい。たしかに、子どもを望んでいる人が自分に何らかの理由で妊娠が可能でないことが分かれば、苦悩が生じる。これを取り除くための行為は治療と呼べるかもしれない。しかし病いの原形に照らせば、身体の平素の水準から変調が生じたわけではない。明らかに不妊は病気ではない。

子どもを望む女性が二年間妊娠できないとき、不妊症とされる。望む人の一割に見られると言う。これを治療を要するとみなす考え方は成立するだろうか。加藤尚武は、不具合が生じた場合の根治型治療に対して、救済型治療として認められると考えている。これは不具合の身体部分を治さないまま、苦悩を取り除きたいという希望をかなえるものである。例えば通常の卵子排出ができるように卵管のつまりを治せるのなら、不妊治療というより普通の根治治療である。その場合は健康保険がきく。しかし不妊は複合的な不具合から生じることが多く、妊娠そのもののメカニズムがまだまだ不明であり、かつては治療はあきらめるしかなかった。これが根治とは別の形で子どもを産めるようにする現代医療技術によって希望に変わったのである。そして医療はもともと、狭く治癒だけではなくケアも含めて人々の苦悩を除く営みも果たしてきたと考えれば、不妊治療は当然医療の役割ということになる。

問題は、ここでは治るというい のちの働きはなく、妊娠するように外部から働きかける、治すという論理が一貫することである。もちろん、最初はストレスを減らしたりタイミングを整えるなどの相談やアドバイスから始まり、排卵誘発剤なども使っても何とか心身のもてる力で妊娠を試みる。しかし、それでは無理で男性の側に問題がある場合は、採取した精液を膣内に注入する（配偶者間人工受精AIHの世界最初は一七九九年）。最近は精液の濃度を濃くするなどの処置を加えることもなされる。当然別の男性の精子でも可能になる（非配偶者間人工受精AID。一八八四年）。次に女性の側に問題がある場合、体外受精が行われる。いわゆる試験管ベビーである（IVF。一九七八年）。最近は男性側に問題のある場合にたった一個の精子でも可能な顕微受精も盛んである（一九九二年）。さらに、子宮に問題のある場合は、別人に妊娠してもらう代理出産（代理母）も可能である。このような高度生殖補助医療技術の急速な進展で、子どもを望む一組の男女の範囲を超える多様な組み合わせが生じることになり、自然受精にはないさまざまな難問が起ってきた。主に小西宏に従ってそれを見てゆこう。

例えば、AIDでは治療に同意していた男性が遺伝的に血の繋がらない子の嫡出否認をする恐れがある。アメリカの統一親子法では人工受精した女性の夫を生まれた子の自然の父親と法的にみなすが、否認権は奪えない。日本にはそのような法律すらない。体外受精では、卵子も精子も他人に由来する妊娠も可能になり、そのとき生まれた子は、遺伝上の父親、母親、出産した母親、法律上の父親という複雑な人間関係の中に放り込まれる。これまで多くは、体外受精を望んだ男女と医療者との間の秘密とされてきたが、一九八三年のスウェーデンの法律を皮切りに、子に自分の出自を知る権利を認め、卵子精子提供者の記録の厳格な保全を義務づけようという動きもある。代理母が負担や危険を伴う妊娠を経過して出産の後、愛着を覚えて引き渡しを拒否すること、逆に依頼した方が受け取りを拒否することがある。後者は、ただ子どもを望むことから自分たちの「望ましい」子へと安易に移行して、実際に生まれた子を気に入らないことや、妊娠期間を経ないための育児不安などから、生じると考えられる。また、精子や卵子、受精卵（胚）の冷凍保存技術が発達した結果、精子バンクや卵子バンクを利用する際の商業化、父や母の死後に出生したり、遺産相続に絡んで別人が妊娠する危惧、男女産み分けなどの不妊治療の乱用、などが生じつつある。

これらの問題に対応する新しい社会的ルールはどうつくるべきだろうか。技術的に可能ならすべて個人の幸せ追求として自由に実施してよいわけではない。なぜなら、例えば親にとっての幸せと子にとっての幸せが衝突することがあるからである。遺伝上の父を知りたい子と精子を提供した男性の利害は一致しないかもしれないが、それは不妊治療を望んだ親の自由と責任の範囲を大きく超え出るだろう。日本では不妊治療に関わる法律はなく、日本産科婦人科学会の指針として、ＡＩＤを含む人工受精と配偶者間の受精卵を使う体外受精まで認め、第三者の精子や卵子利用の体外受精、代理母、着床前診断は認めていない。私は、配偶者間の精子と卵子を用いた人工受精と体外受精までが許容範囲だと考える。なぜなら、自分たちの（血のつながった）子どもが欲しいと思った不妊治療の最初の出発点と矛盾しないのがその範囲だからである。これは、妊娠したい女性への根治型治療の延長線上にある支援として受け入れることができるだろう。生まれる子にとっても面倒な事情は生じないし、この治療に関わるどの人にも法的倫理的社会的な難問を引き起こさない。

しかし、それ以外の拡大した生殖補助技術はさまざまな難問をもたらすのであり、あえて伝統的な養子制度に代えてまで行う必要はないのではないだろうか。実際アメリカでは一九六〇年代から不妊治療が発達した背景に養子不足があったと言われているが、現在日本ではさまざまな事情で生みの親が育てられない子どもは多くいる。コースにはまったように非配偶者間体外受精にまで突き進む現在のやり方に対して、今一度養子制度を考えることがあってよい。次に述べるような女性への多大な負担があることを考慮すればなおのことである。だが金城清子は、子どもを欲しい少数者の女性の人権という立場から技術的に可能なことを社会が制限し介入することに極力反対であると主張している。しかし私には、その考え方は生まれる子の複雑な境遇や不妊治療の負担に対して余りに楽天的に見えるし、不安定な先端技術によって可能になった選択肢をも人権に加えることは疑問である。

不妊治療についてさらに考慮すべきは、治療を受ける人たち、特に女性の負担である。現在は治療の成功率が低い。ＡＩＨの成功（妊娠）率は一〇―三〇パーセント、ＡＩＤでは四〇―六〇パーセント、体外受精では二〇―二五パーセントである。実は自然受精卵でもすべてが着床するわけではないし、自然流産も一、二割あると推定されている。しかし、不妊治療は追い込まれて期待が大きいだけに落胆も激しい。もう一度、と試みる内に五年、一〇年とストレスに満ちた時間が過ぎ、いよいよ追い込まれてゆく。保険がきかないので高額の治療費がかかる。例えば体外受精の技術料が一回二〇―四〇万円、五年も過ぎれば治療費総額が一〇〇〇万円を超えることもある。週に二、三回通院するとなると正規の職業につけず、また高度の治療のできる病院は限られているので遠くから時間をかけて通ったり泊まり込みで通院しなければならない。この間排卵誘発などにホルモン剤が多用されるが、これは後年更年期障害を強めたり、身体をひどく傷めるのではないかと懸念されている。排卵誘発による「卵巣過剰刺激症候群」という死亡にいたる事例も報告されている。以上のデメリットが現在不妊治療が始まるときになかなか知らされていないことも問題である。

さらに、不妊をめぐる人間関係の問題も多い。不妊はそれに悩んでいなければ治療の必要はない。不妊に悩むのは、結婚すれば子どもができるのが当然という本人たちの思い込みや、周囲の期待や願望に由来する切迫感や焦りからである。不妊治療が自己目的化し、妊娠がゴールになって出産後の子育てが空白ということも出てくる。子育てには、熱が出たりぐずったりといろいろ起るが、そのすべてが不妊治療のせいで生じたのではないかと疑心暗鬼になる。いざ生まれてみるとその子が他人の精子によって生まれたということがわだかまりとして残ってしまう。これらは、妊娠と不妊に頭が占められる前に、自分たちの人生をどう構想してゆくか、その中に子どもができたとき、できないときのそれぞれをどう織り込むか、を十分に考えておくべき必要を告げている。このように負担や子育てのことなど、不妊治療を通じてカウンセリングが必要であるが、その医療態勢はまだ整っていない。

不妊治療で幸い妊娠に成功しても、さらに問題が起る。排卵誘発剤で同時に多くの排卵があったり、体外受精で着床率の低さを補うために受精卵が多数子宮に戻される結果、三つ子、四つ子の多胎妊娠が生じやすい。しかし技術の発達により、特定の胎児を減数手術することができるようになった。母体や胎児全体への配慮という面もあるが、染色体異常などを調べて選別するという倫理的問題が生じる。一九七八年の世界最初の減数手術は双児の一方の異常のために行われた。成長の過程で生きている子と中絶した子を比べてしまうなど、普通の中絶よりももっと深い傷を母親に残すこともある。日本産科婦人科学会は子宮に戻す受精卵を一度に三個までにするよう会告を出しているが、体外受精を成功させるために多く戻して減数手術に頼る例もまだ多い。

不妊治療もまた人間の望み通りに事を実現させたいという気持ちを強めたことは否めない。それは着床前診断や出生前診断にも現れている。体外受精では、あらかじめ多くの卵子を取り出して受精させ、着床に失敗したときのために冷凍保存することが行われるが、そこで当然出てくるのが、異常がないかどうかを子宮に戻す前に調べようという発想である。二〇〇四年四月、着床前診断で男女産み分けを処方していた神戸の医師が日本産科婦人科学会から除名されたが、彼の言い分は、選別妊娠の方が中絶手術より罪が少ない、というものであった。日本では現在、重篤な遺伝性疾患の予防に限って倫理委員会の承認を経て認められている。出生前診断でも羊水検査等で同様に重度な障害が見つかると中絶を選ぶ親が多い。中絶に関しては第16節で改めて考察する。

不妊治療は子どもが欲しいという切実な願いに応える救済型医療である。しかしそれが、授かりものという謙虚な気持ちから、「つくれる」という技術的な発想に移り、さらに自分たちの望ましい子どもが欲しいという高慢な欲望に変わってしまう人々を生み出してゆく。男女産み分けも障害の排除も、幸福追求権とか自己決定権という名目で押し進めらるが、実はその名に値しない。選ばれる子どもの側の幸福も決定も奪われていて、選ぶ側のただの利己主義でしかないからである。不妊治療は、このような利己主義への奉仕ではなく、配偶者の範囲で、残された力で可能な妊娠を支援することまでにとどめるべきだろう。無制限に進む不妊治療は欲望に振り回される現代生活の縮図でもある。これに関連する法律は、不妊に悩む人たち以上に生まれてくる子どものことを最大限考慮したものでなければならない。

〈参考文献〉

加藤尚武『脳死・クローン・遺伝子治療』PHP新書、一九九九年
お茶の水女子大学生命倫理研究会『不妊とゆれる女たち』学陽書房、一九九二年
小西宏『不妊治療は日本人を幸せにするか』講談社現代新書、二〇〇二年

金城清子『生殖革命と人権』中公新書、一九九六年
石原理『生殖革命』ちくま新書、一九九八年
D・L・スパー『ベビー・ビジネス』ランダムハウス講談社、二〇〇六年

12　実験としての先端医療

第一章で、病気に対するいのちの力と治療の連合軍の戦いは複雑な要因がからんでいるので、単純化してはいけないと述べた。最近この単純化から少し抜け出て、オーダーメイド医療と呼ばれる対策が立てられようとしている。これは、個人の遺伝子検査によって薬の副作用の有無や最適投与量をあらかじめ調べて体質に合った薬を選別する医療である。遺伝子情報をめぐって世界の製薬業界がしのぎを削っている。それどころか先端医療は、研究費もその後の特許利益も莫大なので国家プロジェクトになることが多い。先端医療の発展は目覚ましい。これまで手がかりすらなかった難病対策やより確実な治療の可能性が開かれ、いっそうの開発が待望されている。しかし他方で、先端医療の危険が指摘されている。その光と陰を見てゆこう。

まず確認すべきは、先端医療が実験段階だということである。実験的なのは治療法としてまだ確立

していないからである。勝島次郎は、当然厳しい監視がなされるべき実験研究を多くの日本人が、「先端医療」という他国語にない言葉で表すことで、確立したもっとも進んだ治療法と信じ込んでいるのではないか、と指摘している。そして実験段階のものには、諸外国にならってもっと厳密な法整備をすべきだと論じる。

まず、遺伝子治療から見てゆこう。生命工学の発達によって現在急速に、遺伝子の解析、診断、操作、改造が一部可能になってきた。例えば、通常体内でつくられる物質を遺伝子の異常で生み出せないことが診断されると、その正常の遺伝子を人工的につくり出して体内に入れてやることによって治すことができる。パーキンソン病に対してドーパミンをつくる遺伝子、血友病に対して出血を止める物質をつくる遺伝子、がんに対して細胞分裂を抑える遺伝子、エイズに対して免疫を高める遺伝子を入れてやることが実験されている。これらはまだほんとうに実験段階で、期待は集まっているが、結果ははかばかしくない。問題は改造遺伝子を必要な細胞にうまく導入できない点にある。多くはベクター（運び屋）に病原性をなくしたウイルスを使うが、このウイルスが本性を現して他の部分で増殖して身体を侵害する。一九九九年明らかになったペンシルベニア大学での死亡例はこのウイルスによるものだった。ウイルスによらない身体組み入れが探究されているが、まだ決定的なものはない。

遺伝子による診断にも功罪がある。多くの病気は複雑な要因から起るので遺伝子診断でも、その病気が起るか、いつ発病するかは実は分からない。そうした状況の中で、遺伝子の特定部分の異常で必ず生じる病気は盛んに研究されているが、不幸なことに診断はできるが、現在の医療水準では治せない病気が多い。治せない病気になることが分かるということは、一時の結核やがんの告知と同様にいわば死刑判決である。しかしもっと困るのは、原理的には出生以前にも解明されるから、人生が始まったとたんにそのコースが限定されることである。告知は患者の自己決定に必要であったが、それは予後の残された期間であるから決定できるのであって、人生の中でいつかやって来る病気を生まれたときから待つというのは過酷なだけである。岡田正彦は、遺伝子研究が二〇年以上経っても治療法を見つけていないのは、特定遺伝子を診断しても意味がないことを示している、と断定している。念のために言い添えると、遺伝子の研究が無意味なのではなく、これを個人の診断に使うことの無効を言うのである。

また、がん遺伝子（最初のものは一九八一年発見）のように発病の可能性はあっても、体質や環境や食生活などの複雑な要因で、発現しないままであることも多い。がんは最近、実は毎日絶えずその細胞が生まれていて、それが免疫で抑えられているが、加齢などで免疫力が落ちたときに発現するのではないか、と言われている。そうなると遺伝子診断よりも発がん物質の除去や生活の改変に力を注いだ方がずっと有効である。

冒頭のオーダーメイド医療は個人ごとの遺伝子のより詳しい違いに結び付けた計画ではあるが、それでも結局は第一章で述べた「単純化」の誤りに陥るのである。個人ごとではあっても遺伝子によって分かるのは無数にある病気の原因の内のたった一つにすぎない。ちょうど森の中で怪しい木を一本見つけてそれを処理することで森全体が変わるだろうと思っている小人のような戯画である。それは、ほんのわずかを知って実験段階のものをすぐに実用化しようとする傲慢さを示すのである。

次に、再生医療への取り組みが急である。第一節の臓器移植に関して述べたように、再生医療は、他者から臓器や組織をそっくり移植するやり方をやめて、必要な組織を培養して移植するという二一世紀の新しい移植医療になると期待されている。これで、脳死体にしろ生体にしろ他者を傷つけることなく、臓器や組織の移植を必要とする患者を救うことができるようになるのである。人工臓器もその可能性に向けたものだが、再生臓器も患者本人の細胞から再生するため、免疫抑制なしに身体への一体化が可能になる。寺園慎一が先進国アメリカの再生医療をその危うさとともに報告してる。

再生のひとつは、失われた組織の形、例えば鼻の形をしたポリマーという一種のプラスチックに鼻の軟骨細胞と増殖用の科学物質を組み込んで損傷部分に移植する、またはシャーレの中で培養してから移植する、というものである。細胞はポリマーの形に増殖し、やがてポリマーは分解されて消える。これは形成手術用だけではなく、移植臓器への可能性も秘めており、すでにアメリカではねずみの心臓がつくり出されている。さらに、赤ん坊の割礼で生じる包皮から人工皮膚アプリグラフが一九九八年に商品化されている。火傷した部分や潰瘍部分にこの皮膚を移植すると周辺の患者自身の皮膚が活性化して増殖を始め再生するのである。最初の人工皮膚は死んで消えてしまう。

骨髄移植も再生医療と言える。これは白血病などの悪性の骨髄を健康な骨髄と入れ替えるもので、多くは白血球の型が合う人の骨髄を使うが、やがて自前で造血機能を果たすようになる。また中絶された胎児の細胞を使う治療法もある。例えば、ドーパミンを分泌する脳の細胞を細かく刻んで直接パーキンソン病患者の脳内に移植したり、網膜細胞を網膜障害の患者の眼に移植すると、生着して患者の組織を再生させる可能性がある。

再生医療でもっとも注目されたのは、胚性幹細胞（ＥＳ細胞）である。身体のほとんどの器官には新陳代謝のときに新しい細胞を生み出す幹細胞があると考えられている。今見つかっているのは骨髄にある造血幹細胞や神経幹細胞、角膜幹細胞などである。これらはその特定の組織をつくりだす。しかしＥＳ細胞はこれら幹細胞の中の幹細胞、つまり万能のどんな臓器にもなる可能性をもった幹細胞である。それは体外受精卵が分裂した胚盤胞から取り出され、マウスに移植して心臓、神経、血管などに分化することが確認された。また、中絶胎児の生殖細胞からも取り出された。ただし、まだどういう条件でどのような器官に成長するかが解明されていない。再生医療に使えるのはこの万能幹細胞を必要な臓器や組織に導ける（分化誘導できる）ようになってからである。ヒトのＥＳ細胞が発見されたのは一九九八年である。

ＥＳ細胞による再生医療は移植の可能性を開いたが、問題はこの幹細胞は特定の卵子から発しているためそれからできる再生臓器の移植は当然拒絶反応を引き起こすことである。そこでこの問題を回避するために当面考えられたのは、移植される患者の体細胞の核を卵子に入れ替えたクローン胚からES細胞を樹立し、そこから必要な臓器をつくることである。しかし、クローン羊などの研究で見えてきた成功率の低さ、寿命の短さや病弱、臓器の奇形など、クローン胚は完全な万能性や分化性、安全性に到達できなかった。さらに、受精卵を壊すことを必要とするから、それをいのちの始まりと解すれば、このような生命科学技術は倫理的な非難が避けられない。

ところが、この問題を一挙に解決するiPS細胞（人工多能性幹細胞）が、二〇〇七年一一月日本の山中伸弥教授によって確立された。これは、マウスの実験で特定されていた「山中ファクター」と呼ばれる四つの遺伝子を成人の体細胞の核に組み込んで作られた、ES細胞と同等の万能性を備えた幹細胞であり、当然のことながらこれから分化する組織は当人に対して拒絶反応がない。胚に関わる倫理的問題もない。こうして再生医療への本格的な歩みとして期待の高まるiPS細胞の開発だが、まだ、遺伝子を組み込むベクターの再ウィルス化の危険、がん化の危険、特定組織への分化後に再び多能性をとり戻す危惧、を否定しきれていないし、さらにその後には、各臓器への分化誘導、再生臓器の培養など高いハードルが待ち受けている。また海外では、医療技術に近年ついて回る特許独占などの利潤追求、商業化の野望も顔をのぞかせている。

なお、ES細胞やクローンの研究は再生臓器の実現のためにも生命科学の基礎研究のためにも依然持続すると思われる。クローン技術は、クローン人間というセンセーショナルな話題になったが、これに対する理論上の反対根拠は加藤尚武の指摘するように脆弱である。しかし、例えば亡くなった子のクローン人間を、というような願望は現実には出てこないと私は思う。それは、再び妊娠から始めて成長時間を要するし、人間は遺伝子よりも環境で形づくられる要素が大きく、顔からだも性格も決してそっくりではない別の人格になる（つまり莫大な費用を要してクローン人間にしても無意味だ）からである。

繰り返すが、先端医療はあくまで実験段階である。決して拙速に実施してはならない。脳死臓器移植でも指摘したように、拙速な応用は患者に福音よりも害悪をもたらすことになる。いのちが「治る」という原点を見失った「治す」という無理な姿勢を生みやすいのである。

〈参考文献〉

読売新聞医療情報部編『実例とイラストでよくわかるいざというとき役に立つ最先端医療』技術評論社、二〇〇四年
池田清彦／金森修『遺伝子改造社会あなたはどうする』新書y、二〇〇一年
岡田正彦『暴走する遺伝子』平凡社新書、二〇〇二年
橳島次郎『先端医療のルール』講談社現代新書、二〇〇一年
寺園慎一『人体改造』ＮＨＫ出版、二〇〇一年
加藤尚武『脳死・クローン・遺伝子治療』ＰＨＰ新書、一九九九年

八代嘉美『増補・iPS細胞――世紀の発見が医療を変える』平凡社新書、二〇一一年

13　日本の医療制度

「医原病」という言葉がある。医療行為が原因となって起る病気である。もっとも分かりやすい例はMRSA（メチシリン耐性黄色ブドウ球菌）による院内感染である。薬の副作用や治療の後遺症も医原病と呼ばれる。薬害エイズの事件はほんとうに酷い話だが、その責任はまたしてもあいまいに藪の中に消えそうである。先に治療の原形として考えたように、いのちの力と病いの力の複雑な戦いの後、もともとの病いの力に押されているのか、それともいのちを害する新たな力が加わったのか、判然としないことが多い。だから、医療行為によって新たに加わった原因は長い間表面化しないできたのである。

しかし、今は逆に何でも医療関係者に原因があって悪くなったのではないかという医療不信の時代を迎えている。まず、明らかな医療過誤が盛んに報じられている。患者を取り違えて手術をする、投与する薬やその量を間違える、人工呼吸器や点滴を再開し忘れる、など死亡につながる事例もある。隣の神経を傷つけたり、血管を突き通すなど手術の未熟さも伝えられるようになった。次に、薬の副

作用も、ある確率で必ず出るので医療者からすれば当然視されるが、患者本人にとっては決して数ある内の一人ではないのだから、歴とした医原病なのである。だからいわゆるさじ加減で様子を見ながら副作用を最小限に抑えるのが名医なのだが、どうもそういう医師は減りつつあるようである。

堤寛は、医療者の不注意や知識不足による患者の被害をいろいろ指摘している。例えば、欧米では手腸からの栄養摂取ができない場合の緊急避難に限定すべきとされている高カロリー輸液が日本では手術前後の栄養管理という安易な使われ方をし、中心静脈チューブの感染というカテーテル敗血症を引き起こしている。彼の推定によると、感染率一〇パーセントでその内の四分の一が直接の死因になるので、日本で年間一万五〇〇〇人がその敗血症で死亡している。普通の点滴でも、細菌が入り込みやすいのでアメリカでは使用されなくなった三方活栓という器具が日本ではほとんどだ、と言う。医者が手洗いを十分にして菌数を感染の発症レベル以下にすればよいところを、やたらと消毒剤を使うが、そのとき消毒剤に三〇秒間以上浸さなければ効果がないのに、そのことに無知であるか、実行していない。インフルエンザは老人や小児や弱った患者には特に危険だが、こういう人に接する医療者自身がワクチンを受けていないことが多く、ウイルスを媒介することも多い。清潔を保つのが難しいナースキャップは欧米では廃れたのに、日本ではかたくなに今だに看護師の象徴である、などなど。

薬づけという言葉もよく聞く。旧来の健康保険では、投薬や検査を行えば行うほど診療報酬が高くなるような「出来高払い制」というシステムだった。そのため、極端な場合には一日に三〇種類もの薬を飲まねばならない患者が出現した。健康保険で認可されている薬が一万八〇〇〇種類もある。小野寺時夫によれば、世界中で一般的な基本薬は三〇〇種類であって、胃腸調整剤、脳代謝改善剤、抗アレルギー剤など効果の怪しい日本だけの薬は、欧米ではその内の七〇パーセントは認可されないローカルドラッグである。臨床薬学の教授のいる大学はわずか四校で、ほとんどの医学生は薬の使用法の講義をうけていないので、多種類の薬を相手に副作用も分からず、投与量も間違えるという恐ろしい実態である。投薬が比較的正しくなされているアメリカでも、副作用で年間一〇万六〇〇〇人が死亡しているとする研究報告があるが、日本ではそういう調査もない。

日本の総医療費約三〇兆円に占める薬代は三〇パーセントで欧米の一一―一八パーセントに比べてずば抜けていた。この毎年一兆円ずつ増える医療費に対して一九九七年から相次ぐ健康保険の改正が行われ、病気の種類に応じて一定の報酬が支払われる「定額制」が導入された。その結果、病院によっては薬の使用量が急激に一〇分の一になったところもあるらしく、総医療費に占める割合も二〇パーセント近くに下がった。いままで使われていた薬はいったい何であったのだろうか。

病気の境界があいまいで病気がつくられることもある。日本動脈硬化学会は長い間、全コレステロールが血液一デシリットル中に二二〇㎎までを正常値とし、二四〇㎎をこえると高脂血症として薬で治療すべきだとしてきた。コレステロールは身体に必須の一種の脂肪酸だが、多いと動脈硬化から心筋梗塞などを起こすとされる。ところが欧米と異なる食習慣の日本で初めての六年間にわたる五万人を超える高脂血症患者を対象とする日本介入脂質試験が二〇〇一年に報告され、意外な結果になった。調査中死亡した八四〇人の内、がんは高コレステロールの人ほど少なく、心筋梗塞は一八〇mg以下がもっとも多く、二八〇mg以上も多かった。また脳血管系疾患なども加えた総死亡率は二〇〇―二八〇mgでほとんど差がない。この調査結果に関してNPO「医薬ビジランスセンター」は、二四〇―二六〇mgがもっとも総死亡率が少なく、これまでコレステロール低下剤のせいだけで、年間一五〇〇人から四〇〇〇人が死亡していると推定し、三〇〇mgまでは低下剤を使用すべきではないと主張している。もちろんひとつの疫学調査だけでは断定はできず、がんと全コレステロール値との因果が逆だという見解もある。しかしコレステロールが低ければよいという常識は明らかにくつがえり、高脂血症という診断は学会の基準ひとつで誤りになってしまう、ということが見えてくる。近藤誠もこれに加えて、糖尿病、高血圧症など測定値にのみ頼って診断するものに関して、学会の基準次第で数百万人単位の患者数が増減し、膨大な投薬を生み出すからくりと例を挙げている。ごく最近では、メタボリック症候群の腹囲基準に科学的根拠のなかったことを当の厚生省研究班が明らかにした。

月五万円ほどの報酬しかない研修医の悲惨な状況は少し知られはじめたが、医師の養成制度の欠点も指摘されている。小野寺は、医学部卒業後六、七年後の日本の若い医師の技量は拙劣であると断じている。卒後研修が二年間しかなく、お座なりで、多くがその後大学に戻って博士論文をつくるために、臨床で経験を積むべき時に訓練されていず、特に外科では恐ろしい未熟者が医師として通用している。堤も、日本の現行制度は医者を腐らせるシステムだと言う。医学研究重視の文部科学省と医療中心の厚生労働省の二重支配は日本だけの奇妙なしくみで、ＥＵが試み始めた資格共通化の先にやがてやってくるだろう国際免許化の時代に、日本の医師養成制度は決定的に取り残されると警告している。世界一流の先端技術と設備と医師を備えたわずかな病院とその他の信じられないほど劣悪な病院との格差は私たちの想像を超えるものであるらしい。最近そのことに気づきはじめた多くの人たちもまだ週刊誌のランクづけのような噂に振り回される程度である。医療事故は航空機事故のような調査機関が確立していないし、アメリカのように医師の手術数、死亡数などの情報公開もなされていない。

三時間待ちの三分診療もよく揶揄される。それは、軽い風邪でもすぐに大学病院に駆けつける日本人の間違った専門家偏重やそれを可能にする国民皆保険のしくみから起っている。それはホームドクターと専門病院を区分けしていない制度のせいだとも言われている。オランダでは家庭医を通じなければ専門病院には行けない。理想的には、折にふれて診てくれて既往歴や家族、生活の状況を知っていてくれる家庭医と一緒に自分の心身状態に気を遣い、万一の時はそのアドバイスに従って専門の医療を受けるのが望ましい。ところが日本の現状は、自分に無関心で定期診断まかせ、いざという時は医者まかせになるか、逆に神経質になって家庭医学の本で生半可な知識に踊らされているか、の両極端である。

以上に見てきたような日本の医療制度のさまざまな弊害を改善するには、診療報酬の定額制移行で無意味な薬使用量が減った例を上に挙げたように、社会全体のしくみを、特に経済的誘導のしくみを工夫しなければならない。一九六一年発足の健康保険制度は世界中から評価された先進的取り組みであった。この国民皆保健制度を導入しようとしたオバマ大統領の医療改革が彼への大口献金の保険業界の差し金で骨抜きになり、いよいよ市場原理主義が浸透してアメリカの医療が崩壊状態にあることを、堤未果が伝えている。それはまた、日本の行方を示唆している。実際、後期高齢者医療制度の例のように、厚生労働省の近年の制度設計は、医学教育も含めて原則なきつぎはぎの崩壊過程に陥っている。他の分野では日本にとって先例のない時代の到来と言われているが、行政も立法も、医療制度は欧州に、医学教育はキューバやタイ、アメリカに範を求め、そして外国の失敗例からも学んで、望ましい医療を構想しなければならない。そしてその帰趨は最終的に政治選択をする私たち国民の意識と判断によるのである。

第10節から第13節までこの章で見てきた現代医療のさまざまな問題には、第一章で指摘したように、治るいのちという原点を忘れて外から力を加えて治すという傲慢な思い違いが隠れていると思う。自分のいのちのあり方に無関心である一方、力づくでも治そうとする医療にまったくおまかせしてしまう私たち一人ひとりの安易な生き方があぶり出されているのである。

〈参考文献〉

近藤誠『医原病』講談社α新書、二〇〇〇年
堤寛『病院でもらう病気で死ぬな！』角川ｏｎｅテーマ21、二〇〇一年
小野寺時夫『新　治る医療、殺される医療』中公新書ラクレ、二〇〇一年
中島みち『患者革命』岩波アクティブ新書、二〇〇二年
鈴木厚『日本の医療に未来はあるか』ちくま新書、二〇〇三年
近藤喜代太郎『医療が悲鳴をあげている』西村書店、二〇〇七年
川渕孝一『医療再生は可能か』ちくま新書、二〇〇八年
堤未果『ルポ貧困大国アメリカⅡ』岩波新書、二〇一〇年
小松秀樹『医療の限界』新潮新書、二〇〇七年
米山公啓『医療格差の時代』ちくま新書、二〇〇八年

第三章　いたわりと自律

14　超高齢社会の到来

長生きがしたい、ただし健康でいたい、誰もがもつ願いだが、過剰な欲望かもしれない。歳をとって身体が衰えてゆくことをなかなか受け入れられない人がいる。身体が不自由になるのなら長生きはしたくない、とまで思いこむ若者もいる。パターン化した若さへの行過ぎた賛美と、厳然とやってきた高齢社会。日本は渦に巻き込まれるような時代の流れの中でもがいている。

高齢社会とは、六五歳以上の人が人口比で一四パーセントを超えた社会である。七パーセントを超えた高齢化社会から高齢社会に到達するのに、フランスで一一四年、スウェーデンで八二年、ドイツで四二年だったのに、日本は二四年であった。二〇〇七年には日本は高齢化率二一パーセントで世界初の超高齢国になり、七五歳以上も一〇パーセントを超えた。つまり社会のしくみを徐々に高齢化に適応させてゆく時間が日本にはなかった。ここからさまざまな問題が現れてくる。例えば高齢者介護を社会全体で支えるように急速に変えなければならなかったのに、つい先ごろまで家族が面倒を見るべきだという意見がまかり通っていた。それは比較的大きな家族で親戚も近所にいて、七〇歳が古稀（稀なめでたいこと）として祝われていた時代の気分的残滓である。だがこの介護問題は第18節で考察しよう。ここでは高齢社会がどんなものかを見ることにする。

まず、高齢社会は大量死の時代になるということである。長生きできるようになったのに、と奇妙に思うかもしれない。しかし高齢の人が増えて高齢の死亡者が増えるのである。厚生白書によると、年間死亡者数が、一九六〇年代の七〇万人から九〇年代の九〇万人を経て、二〇一五年には一三〇万人を超えると予想される。そして死亡者の内で六五歳以上の人が六〇年代には半分ほどだったのが、二〇〇〇年以降は八〇パーセントを超える。二〇一五年の予想死亡者一三〇万人の内八五歳以上が実に四〇万人である。これがどういうことを意味するかと言うと、一方で、災害や事故の減少と医療の進歩などによって六五歳未満で死ぬ人の絶対数が減るということである。他方で、老衰ではなくとも、いのちの力が弱まって医療の支援をもってしても生の尽きる人が増えるということである。つまり昔でいえば、ほぼ天寿を全うした、と言ってよい事例が多くなる。だから、変な話だが、ある程度納得してこの世から送りだすとか、あるいは、十分に長生きしたといった死が多くなり、それに関連した介護や葬祭などの仕事も多くなるだろうと予想できる。

次に、高齢社会はさまざまな面で格差の大きな社会である。経済力、富の偏在が激しくなる。なぜなら定年で終る給与よりも資産の方がたいてい先に進むほど大きくなり、級数的に差ができてゆくからである。高額納税者に高齢者が多いことは毎年のことである。趣味嗜好や知識でも豊かな人と貧弱な人の差が広がる。人生八〇年余の積み重ねの途方もない差が、例えば小学生の時の差と比べ物にならないことは明らかである。多方面に友人の多い人も、まるで孤独な人も出てくる。高齢でも積極的に海外旅行に出かけたり、新しいものごとに好奇心を捨てない人もいるし、何にも興味をもてずおっくうになってしまう人もいる。もちろん若い世代でもいろいろな人がいて差もあるが、高齢者ほどの極端な開きはない。私は、生き方の多様さという点では、例えば社会が全体に若かった高度成長時代のように皆が同じような服にあこがれ、同じ放送番組の話題を語るような画一的な社会よりも、今後の多様な高齢社会の方がよいのではないかと思う。しかし、経済的な困窮者や障害をかかえた人が長寿を呪うようであれば、多数者が幸せであっても、その社会は不正で病んでいるということになる。

第三に、高齢社会はおおむね体力弱者の世界である。これはいのちの原則として重要な点であるが、高齢になることはいのちの力も低下してゆくことである。私たちはこれをしっかりと頭に刻んでおかねばならない。国民国家が富国強兵、殖産興業を競った近代工業社会は、体力も知力も質のそろった労働者を必要として、一五歳から六〇歳までの枠で、不自然な国民の標準像をつくった。だから本来、人間の加齢変化にうまく合っていない、あまりに若年壮年中心の社会のしくみだったのである。最近は主に高齢化率の高まりによって、ようやく体力低下に合わせた社会構想が出はじめた。例えば、バリアフリーの都市設計、それぞれの年齢の体力に合う健康増進のための生涯スポーツ、固定観念に囚われないファッションや生き方の提案、などである。しかし、企業の多くはまだ、年齢に対応した職種を用意せず、定年を六五歳に伸ばすことすら渋っている。また個人としても、自分の心身の力が落ちてゆくことを変調と取り違えてはならない。生活習慣病や慢性疾患とされるものの中にはむしろ自然な加齢現象として受容した方がよいものもあると思われる。

加齢による体力の低下を障害と呼んでよいかどうかは検討しなければならないが、広井良典は、遺伝子研究と高齢社会はともに一億総障害者時代をもたらした、と述べる。つまり疾病と障害の区別が消え、特に超高齢社会では誰もが障害と折り合って生きるようになる。老人の疾病はむしろ治療のできない障害であり、残存機能をできるだけ活用する、という方向で考えてゆくべきである、と。広井はまた、動物に共通する「成長期」と「生殖期」のほかに人間だけが長い「後生殖期」を生きられるようになり、この高齢期が生物としての遺伝子プログラムによって保証されていないので体力の低下を生じやすいが、しかし人間はこれを補う文化というものを発達させたのだ、と指摘する。だから、高齢社会では第一章で見た医療体制のキュアからケアへの重心移動が決定的になるのである。

第四に、上の二点から高齢社会は社会の全体にわたって弱っている人々をまだ弱っていない人々がいたわることが必要だということが示される。今、年金が超高齢社会では維持できないと大騒ぎになっている。しかしこれはまだ高齢化率七パーセント以前の先入観に囚われている。六五歳を境に支える層と支えられる層に分けるのは、上で見たように実情に合わない。格差が大きいということは、若年壮年よりもずっと経済的に資力のある高齢者もいるということである。これらの高齢者に負担を求めるように年金や健康保険のしくみを考え直さねばならない。さらにボランティアなどで、高齢者自身もまだ元気な時には弱った高齢者を支える役を引き受けねばならない。宮島洋や藤田綾子によれば、二一世紀にはむしろ全体として見れば高齢者が保護扶養されるというより自ら社会を支える時代を迎え、やがては高齢者という言葉が死語になるかもしれない。

以上の高齢社会の姿をどのように受け取るべきだろうか。若者を基準に物事を捉える人にはとかく否定的に見えるかもしれない。もう昔話の翁を思い浮かべることはないだろうが、今だにステレオタイプの介護されるだけの弱者としての老人像がまかり通っている。しかし、現在六五歳以上の高齢者で要介護の人は一五パーセントと推定されている。残りの人は徐々に体力が低下してゆくとしても、日常の生活を自力で送れ、少しの助けがあればもっと多くのことが可能である。だから、私たちは頭を切り替えなければならない。患者が医療者の助けを借りながらもあくまで主人公であるのが当然になったように、高齢者もいたわりを受けながら自律的であるべきだ、と。高齢期は人生の余った時間ではなく、まったく独自の計画的な生き方を開発すべき時間である。

上述の「後生殖期」という人間だけの高齢期は、人生およそ八〇年のサイクルとして、最初の「学ぶ」二〇年、中間の「働く」四〇年に続く、再び「学ぶ」二〇年と位置づけられる。後者の「学ぶ」は「教える」でもある。おそらく高齢者が幼少の者を教えることは長い人類の歴史の中でついこの前までなされていた。工業化時代の日進月歩の時代に古い知識が役立たなくなってこのサイクルが崩れたのである。しかし、ポスト工業化時代に再びこのサイクルを取り戻す必要があるだろう。それは、役立たなくなる知識ではなく、序論で述べたような、体験の積み重ねから紡ぎ出されるいかに生きるべきかの思慮と知恵を若い世代に啓発する役目である。もちろん学ぶ姿勢をもち続ける者だけが教えられるのである。「学ぶ」のモデルは伊能忠敬やシュリーマン、「教える」のモデルは本居宣長やソクラテスでどうだろう。

もちろん、働くと学ぶ、教えるが重なって、生涯現役という生き方もある。隠居して趣味に興じる生き方もある。他者の介護に走り回ることに高齢期を生かす人もいる。多様な生き方がある。アンケートでは日本人は働き続けたいという割合が大きい。肝心なのは自分の人生の最後まで自律的であること、自分の望みに近づこうと努力することである。そしてこのことは実は、仮に障害が重く介護を必要としても、経済的に公的に支援を受けようとも、それぞれの生き方としてまったく変わりのないことである。その人生の主人公はその人しかいないのである。その意味で、若い頃どんな学校に行くか、どんな仕事に就くかを真剣に考えたように、どこでどう老いるかを考えておくことが重要である。

一般的に、人間の一生の中で成長することと老いることのなだらかな移行が思い描かれるべきである。まったくの無能力と言ってよい乳児のときから、人は他者から力を与えられ、助けられて成長し、徐々に他者に力を与えられるようになって、社会に貢献できるピークの時期を経て、また他者からいたわりを受ける割合が大きくなって老いてゆくのである。この間自立できない時期はあろうが、つねに自律的であることはできる。ピークが人生のどのあたりに来るかはもちろん人それぞれである。しかし繰り返すが、六五歳という区切りは本来このようななだらかな移行にとって何ら本質的な意味をもたない、二〇歳の成人に疑問符のつく人も多いように。このような人それぞれの人生曲線はまったく自然なことである。

それなのに、なぜ多くの高齢者はもう若くないことを嘆くのだろうか。身体能力が低下するのは自然の摂理と言ってよい。しかし柏木哲夫の伝える例では、例えばものを考えたり表現したり伝えるという言語機能は七〇歳がピークで、二〇歳と八〇歳が同レベルだそうである。積み重ねによる判断力や推理力のような精神的機能は成長を諦めないかぎり死ぬ直前まで高まってゆく。そのような高齢者ゆえにもっている能力が現代人には忘れられているのではないか。身体能力の低下と精神能力の成長が高齢期の特質である。これが踏まえられていなかったから、病院や老人ホームやホスピスでは長い間、高齢者をおしなべて「おじいちゃん」呼ばわりしたり、個性を無視して集団で童謡を歌わせたりしてきた。一人ひとりの人間性を認める改善が近年ようやく始まったのは遅ればせながら当然である。

たしかに、身体の衰えが著しかったり、病気と治療が複雑になった結果後遺症をかかえながら生きてゆく高齢者もこれからは絶対数は多くなる。しかしながら、この人たちにもそれ以前にどこかで社会に貢献した時期があったのだから、社会が支えてくれることに対して遠慮はいらない。今他者に力を与えられる人たちが昔与えた人たちを支える。これが人間の遺伝子プログラムを超えた文化の本来のあり方である。また、痴呆やぼけも現れるが、ここでも勘違いしてはいけないのは、認知症でも最後まで人間としての誇り、プライドは残るということである。小さな幼子でも自分の名前や年齢すら心もとなくなった老人でも一人の人間としてその尊厳を大切にしなければならない。現実的なしくみでは、認知症などで判断能力が低下してもできるだけ残存能力を生かし、自律的決定を尊重しながら、財産管理などを代理で補佐するよう、あらかじめ契約で委任しておく任意後見制度も二〇〇〇年の民法改正でようやくできた。

最後に高齢社会では、このようないわば文化の摂理をわきまえた、死に対する知恵が求められる。デーケンは早くから死の準備教育（デス・エデュケーション）と死生学（タナトロジー）の必要を説いてきた。ほとんどが病院の中で迎えるせいで日常生活から死が遠ざけられタブー視される状況から、現代人のほとんどが何の心構えもなく家族や自分の死を迎える。しかし高齢社会は再び死が身近な時代となるだろうし、高齢になってから死ぬ場合が多くなるから生と死のサイクルの中に自分の死を織り合わせられるようにならなければならない。死を考えないようにすることは実は生もよく考えずにいることである。それはよく生きたいという人間の根源的姿勢に反している。普段から死に対して身構えていることは、いつそれがやってきても悔いがないように毎日を充実して生きようとする決意をもたらすのである。

例えば、キューブラー＝ロスが解明した死の受容のプロセスやそれを受け継ぐデーケンの悲嘆のプロセスを学んだり、世界のさまざまな宗教や民俗に示される死の恐怖に対処する知恵を理解したり、ケアでのユーモアの大切さを知ることも、死生学である。近代科学は生と死の生理学的解明を与えてくれたが、来世信仰のような死の人間的解釈は破壊してしまった。根本仏教やエピクロス派哲学のようにきっぱりと死後の空無に徹するのもひとつの意味づけであり、多くの宗教や哲学のように死後に新たな次元の生を構想するのもひとつの意味づけである。いずれにしろ、科学の教える単なる知識に止まるのではなく、死を受け取る知恵として古来からの思想をひも解くことは、死をよき生の完成として迎えるために、あるいは希望をもって生をまっとうするために、今もっとも求められるのではなかろうか。

〈参考文献〉

浜田晋『老いを生きる意味』岩波現代文庫、二〇〇一年（岩波書店、一九九〇年）
鈴木隆雄『超高齢社会の基礎知識』講談社現代新書、二〇一二年
広井良典『遺伝子の技術、遺伝子の思想』中公新書、一九九六年

広井良典『死生観を問いなおす』ちくま新書、二〇〇一年
宮島洋『高齢社会へのメッセージ』丸善ライブラリー、一九九七年
藤田綾子『超高齢社会は高齢者が支える』大阪大学出版会、二〇〇七年
柏木哲夫『死を看取る医学』NHKライブラリー、一九九七年
中山二基子『「老いじたく」成年後見制度と遺言』文春新書、二〇〇五年
E・キューブラー＝ロス『死ぬ瞬間』中公文庫、二〇〇一年（読売新聞社、一九九八年）
A・デーケン『死とどう向き合うか』NHKライブラリー、一九九六年
柴田博『中高年健康常識を疑う』講談社選書メチエ、二〇〇三年
島田裕巳『葬式は、要らない』幻冬舎新書、二〇一〇年

15　安楽死と人生の質

前節で、死ぬ人の内で高齢者の割合が大きくなって天寿をまっとうしたと言ってよい場合が増えるという話をした。そのせいか、死ぬ時は「ぽっくり死にたい」と願う人が多くなっている。病気と治療の複雑化と長寿社会の重なるイメージがどうしても、痴呆状態、寝たきり、無駄な延命、というマイナスのものだからである。死に際を気にするのはこの否定的像から逃れたよい死を望んでいるので

ある。これを医療の場で見てみよう。

安楽死（エウタナーシア）はもともと美しく安らかな死、つまり「よい死」を意味することばであるが、今はとても限定された意味で使われている。すなわち、治療不可能な末期状態で苦痛に苛まれている患者を死なせて楽にしてやることである。この死なせるのに、塩化カリウムや筋肉弛緩剤などを投与して死を早める積極的安楽死と治療行為を中止していのちが尽きるのを待つ消極的安楽死がある。一九六二年の名古屋高裁や一九九五年の横浜地裁の判例から受け入れられつつある安楽死の要件は、治療不可能で回復が見込めず死期が迫っていること、治療行為の中止を求める患者の意思が確認できること、医師の適切な方法によること、であり、積極的安楽死の要件はこれに加えてさらに、耐え難い苦痛とその緩和の代替手段がないこと、である。オランダでは二〇〇二年世界で初めて、三人以上の医師との協議や市民を含む倫理委員会の承認などの条件も加えて、積極的安楽死でも医師を刑事訴追しないとする安楽死法を施行し、ベルギー（二〇〇二年）、ルクセンブルク（二〇〇九年）もこれに続いた。

積極的安楽死は慈悲殺とも呼ばれる。安楽死でよく思い浮かべられる森鷗外の『高瀬舟』は、自殺の途中で救えず手をくだして死なせるしかないという極端な例であったが、慈悲殺と言える。しかし現在は安楽死が問題になる場はほぼ医療現場に限られる。一番の問題は耐え難い苦痛を除く手段が尽くされたかである。苦痛は緩和医療の発達によってほぼ九割以上が鎮静できる。ところが、日本の医学教育でもっとも遅れているのがこの緩和医療で、一九八七年に翻訳された「WHO方式癌疼痛治療法」が一〇年以上経っても医師の四〇パーセントにしか知られていないという調査報告もあった。だから、緩和の代替手段がないという判断が無知から生じているという危惧が残る。

消極的安楽死は尊厳死と呼ばれることが多い。日本尊厳死協会（一九七六年設立、八三年まで日本安楽死協会）は、不治の死期が迫っている場合の延命措置を断り、死期が早まったとしても最大限の緩和措置を望み、数カ月の植物状態の後の生命維持装置の取り外しを依頼する尊厳死宣言書をリビング・ウィルとして提唱している。リビング・ウィルとは生前に発効する遺言のことである。脳死のドナーカードもこの一種である。尊厳死が望まれる多くの場合は意識が失われているので、あらかじめ本人の意思を明示しておくものである。アメリカではこれを作成できるのを一八歳以上としている州が多い。日本の脳死移植法（旧法）では前章でも触れたように一五歳以上を有効としていた。日本にはリビング・ウィル法も安楽死法もないので、家族が反対して延命を望んだ場合は多くの医師は患者の意に沿うことはできないと言う。

尊厳死は積極的安楽死と異なり、耐え難い苦痛がない場合でも、意識を失って回復せず、いたずらに生命維持装置で人工的に生かされるだけになったとき、人間としての尊厳が失われると考えて、自然死を望むものである。大野竜三は医師の立場から尊厳死協会のものより具体的に「終末医療の中止をもとめる意思表明書」を提示している。人工呼吸器をつけて四八時間たっても自発呼吸が戻らないときは人工呼吸器をはずすこと、自発呼吸があっても意識の喪失か朦朧状態が四八時間続いたときは点滴も栄養補給もやめること、自分の力で飲み食いできなくなったら緩和治療以外の昇圧薬、脳圧低下薬、輸血、人工透析、血漿交換をやめること、というように具体的に指示している。これは、治る力の低下した七〇歳以上の場合を想定してのものである。「四八時間」には科学的根拠はないが、救急措置の尽くされる時間で、医療の経験から生死の帰趨がほぼ分かる期間と見ているようである。尊厳死協会の植物状態数カ月というのも実は根拠はなく、その数カ月が結局は避けたかった無駄な延命にあたるだろうと指摘する。

しかし、大野の想定はどうも救急時に傾いている。斎藤義彦の報告を見ると、老化の末期の実にさまざまな事例には適さない。例えば水分と栄養の補給はいわゆる延命にはあたらない必須の基本看護であるため、その停止は餓死の苦しみなどを生み、尊厳死につながらない。また医師の考え方も家族の意向も実に極端に多様なため、宣言書や表明書が尊重される状況にないことが痛感される。さらに、元気なときの意思が高齢で患者になったときには変わってしまうことを多くの医療者は経験していて、額面通り受け取れないそうである。

現実の困難をひとまずおけば、大野の考え方は、主人公であるいのちの力が尽きたときに援軍も鉾をおさめるべきであるという大原則に適っている。これは、いわゆるスパゲッティ症候群と呼ばれる延命治療に誰もが素朴に感じる違和感の基本にあるものである。治癒の方向に向かっているときは懇願さえされる医療装置や措置が、治癒の可能性が消え、いのちの力が終息に向かおうとしているときには、まことに勝手なものだが嫌悪の対象になる。

また、このことは生の神聖視（ＳＯＬ）と人生の質（ＱＯＬ）との対立とも見られることがある。前者はもともと医療の根本である、いのちを助けるために全力を尽くす姿勢を表し、ヒポクラテスの誓い以来のすべての医師の精神である。ところが第一章で見たように、いのちの力と関係なく生命を維持できるまでに医療技術が発展した結果、患者のよく生きたいという基本を無視して、一日でも一分でも長く生き長らえさせるだけの矮小化した事態にまで行き着いた。ここから、単なるいのちの長さではなく、患者自身の望ましいいのちの姿に向かってこそ助けるべきだ、という考え方が出てくる。これが人生の質である。患者が自分の人生に病気や治療を織り込んで「よく生きたい」を実現しようとするとき当然、治療拒否も含む選択や決断がなされるし、終末期も例外ではないだろう。

しかし、この自己決定から「死ぬ権利」、さらにハードウィッグが一九九七年に唱えた「死ぬ義務」へと話が進むと疑問が出てくる。死ぬ義務とは死期が迫った者が家族や社会への負担を配慮して道徳的に死を決断すべきだという考えであり、現代版姥捨山である。篠原睦治はこれも他者との関係を無視した悪しき自己決定権の亜種として批判している。ここには、望まない人も追い込まれるのではないかという安楽死合法化の危険、つまり他律的な自己決定が示されている。また、権利とは本来国家や社会からの介入に対して守られることだから、安楽死の場合も本来は、極限的な患者の死の迎え方、しかもまわりが納得できる選択を保証しようというものである。決して自殺の保証や自殺幇助ではない。

さて、現場の医療者は生の神聖視を基本としているから、最後まで治療の可能性にかけて全力を尽くす。それが生命維持装置の発展によって人生の質と対立するように見えることが多くなった。しかしいのち自身の力が病気と闘っているかぎり、人生の質は生の神聖視に裏打ちされるのであり、対立するはずはない。このことは宮川俊行が早くから指摘していた。尊厳死で想定される植物状態はいのちの力が尽きたことを前提しているが、無駄な延命かどうかを判定できるのは専門家である医師しかいない。大野も若年壮年の場合は判断が簡単ではないと注意している。また、家族が苦しそうだからと言うのは、意識喪失の場合は推測でしかない。原則では明確だが、安楽死の現実の判断は難しい。さらに、安楽死は消極的なそれでも、死にいたらしめる行為であるから、医師に対して『高瀬舟』の喜助が当面したような過酷な要求をしていることを忘れてはいけない。単に患者の自己決定にはおさまらない問題なのである。斎藤は尊厳死と殺人の微妙な綱渡りを伝えている。

誕生は生まれてくる者には選べない。だから死に方くらいは選びたいと言う人もいるだろう。しかし、死は選べるのだろうか。むしろ、誕生と死は究極的な受動態であって、選べるのはその間の迷いに満ちた行動、死ぬまでの生き方だけなのではないか。安楽死や尊厳死への願いは、想定されただけの苦しみや無意味への過剰な準備なのかもしれない。痛みも含めて与えられたいのちを受け入れるという生き方もあるだろう。尊厳死を想定する人は尊厳のない死をも想定しているが、死にそのような区別はないという考え方もあるだろう。それらは死の自己決定よりもひとつ深まった自律の姿だと思う。前節で触れた死の意味づけとともに、死の迎え方の意味づけである。

医療現場で生じる耐え難い苦痛などの特殊な状態での死の自己決定を許容する何らかの医学的規定や法的整備はあるべきである。例えば、死期の迫った末期とは医学的にどう規定されるものか、延命治療の中止に栄養補給を含めてよいかどうか。過酷な立場に置かれる医師のためにも、社会的合意が急がれる。このような合意を踏まえながら、しかし死の迎え方は各人が死生観に従って考えてゆかねばならない。私自身は、いのちの大原則に沿いたいという願いを表明しておくが、願い通りにならないこともあるのを覚悟しておこうと思う。

〈参考文献〉

立山龍彦『自己決定権と死ぬ権利』東海大学出版会、一九九八年
三井美奈『安楽死のできる国』新潮新書、二〇〇三年
福本博文『リビング・ウィルと尊厳死』集英社新書、二〇〇二年
大野竜三『自分で選ぶ終末期医療』朝日選書、二〇〇一年
斎藤義彦『死は誰のものか』ミネルヴァ書房、二〇〇二年
中島みち『「尊厳死」に尊厳はあるか――ある呼吸器外し事件から』岩波新書、二〇〇七年

萬田緑平『穏やかな死に医療はいらない』朝日新書、二〇一三年
宮川俊行『安楽死の論理と倫理』ＵＰ選書　東京大学出版会、一九七九年
真部昌子『私たちの終わり方──延命治療と尊厳死のはざまで』学研新書、二〇〇七年

16　人工妊娠中絶と優生思想

妊娠中絶、堕胎は人類の歴史とともにあると言われている。つねになされてきたが、決して正当化されることはなかった。やはりいのちを奪うことだからである。

荻野美穂が報告するアメリカの論争は、この妊娠中絶をめぐるさまざまな論点を浮かび上がらせる。アメリカでは一世紀以上中絶が法律によって禁止され、結果的に闇の中絶手術によって多くの女性がいのちを落とした。一九七三年のいわゆるロウ判決が、中絶禁止が連邦憲法に違反すると裁定して、アメリカ女性の災悪の歴史に終わりをもたらした。

なぜアメリカは一九世紀に中絶を全面的に禁止することになったのか。一九世紀初頭には胎動以前の堕胎は犯罪とされていなかったが、既婚女性の避妊による出生率の低下と避妊失敗による堕胎が顕著になり、世紀半ばには堕胎師や堕胎薬の宣伝が日刊紙だけでなく宗教的出版物にまで載っていたと

言う。この流れに対して反動的に反堕胎運動に乗り出したのが正規の医学教育を受けた医師たちであった。もちろん新たな科学的知見に基づいて懐胎から連続している生命に対する殺人になることを啓蒙するという自負もあったが、それよりも女性の自立的傾向への反発と母性に専念させようとする反フェミニズム的信念、民間療法を非合法化することによる全米医師会の権益確保が大きな動機であった。宗教界は不思議に連動しなかったが、医師たちの運動は効を奏して一八六〇年から八〇年にかけて全米の州で急速に堕胎禁止法が成立していった。

しかし、禁酒法と同じで、法律で禁止してもただ闇に隠れるだけである。一九三六年の調査では年間一〇〇万件以上の非合法堕胎が推定されている。裕福な白人女性は治療と称して安全な施設で中絶ができたが、低所得層や黒人の女性たちは闇手術や自力堕胎で危険を犯し、毎年一万五〇〇〇人が堕胎が原因で死んだと推定される。

アメリカのナチズムとも言うべきマッカーシズムの反動が荒れ狂った後、フェミニズムの高まりもあって、一九六八年ジョンソン大統領の任命した女性の地位に関する諮問委員会の報告を皮切りに、宗教界を含むさまざまな団体から中絶法の撤廃を求める動きが広がり、一九七〇年ハワイ州が中絶を合法化し、ニューヨーク、アラスカ、ワシントン州がこれに続いた。このような世論の流れの中で、仮名でジェーン・ロウという女性が原告となった裁判で連邦最高裁は一九七三年一月女性が中絶を選ぶ権利を憲法に保証されるプライバシー権として認める判決を出した。もっとも、完全な中絶の自由を認めたわけではなく、各州は、妊娠初期は医学的判断に委ね、中期は母体の健康に関連をもつ規制だけ、胎児が母体外で生存可能性をもつ後期は人の生命の潜在的可能性を考慮して規制や禁止ができる、というものである。この結果一世紀にわたる反堕胎法は憲法違反として廃止された。

だが、ここから中絶論争は逆に盛んになり、大統領選挙の政争の具となり、中絶手術をするクリニックを襲ったり放火したり医師を殺したりする事件も起るようになった。胎児のいのちを守れと言って殺人になるのである。アメリカは不思議な国である。中絶禁止に熱心なレーガン大統領に任命された保守的な判事が増えていた連邦最高裁は一九八九年に、州に中絶規制の権限を認めるウエブスター判決を出した。現在は、胎児の権利を主張するプロライフ（胎児のいのちを支持する）派と女性の権利を主張するプロチョイス（女性の選択を支持する）派の権利論争になっている。だが、両派の活動家についての各種調査は、胎児の生存権とは異なった対立点を示唆している。

どちらも白人女性が中心で、前者ではカトリックやモルモン教が多く、また宗教による救済を非常に重視しており、後者ではユダヤ教徒が社会の中での比率よりずっと多く、学歴や収入が高い傾向がある。前者は、専業主婦が多く、性教育や避妊情報提供に反対し、婚前性交や婚姻外関係、同性愛には断固反対であり、後者は、職業をもつ人が多く、性に関して前者と対照的な考えをもっている。前者は、家族や国家の安全を高い価値とし、子どもには従順さや正直さを望み、後者は、刺激ある生活や達成感の価値を評価し、子どもには好奇心やよいセンスを身につけることを望んでいる。ここから見えてくるのは女性の生き方や価値についての論争、ジェンダー観の衝突である。男性からの女性の自立をどう評価するかという一九世紀の堕胎禁止の動きの底流にあった問題が依然続いているのである。カトリックの歴史でも、胎児の生存よりも性の罪の方に重点が置かれている。中絶禁止の背後には、女性が自立的に生きることへの嫌悪と恐れが潜んでいる。

このように見ると、一方で中絶も含めて生殖に関する女性の選択の権利の方は、法律の観点では国家の個人への介入から守るべき人権として位置づけられると考えてよい。しかし他方の胎児の生存権の方は、表向きの根拠として対置されてはいるが、そのような対立の図式から救い出して考察する必要がある。というのは胎児の生存はあくまで母体に条件づけられ依存しているからである。荻野も、中絶をめぐる両派とも女性と胎児の一体性を無視して、胎児の独立と妊婦との対立を自明のこととする奇妙さを指摘する。すなわち、この問題は法的権利問題として解決できる問題ではなく、妊娠、出産、中絶は女性の身体に降りかかるのだから、その女性自身の倫理的問題として考察すべきだ、と。

そこへ話をすすめる前に、中絶擁護に関連していわゆるパーソン論を見ておこう。これは、トゥーリーやエンゲルハートらによって展開されたもので、人間の生命の内に本来の人格（パーソン）と生物的存在にすぎないものという線引きをして、胎児はまだ人格ではないので中絶は殺人にあたらず、許容できるとする論点である。トゥーリーは一九七二年、持続的自己についての意識をもつという基準で人格を設定し、胎児だけでなく嬰児殺しも許容できるという過激な立論をし、エンゲルハートは一〇年後、この厳密な意味での人格のほかに、嬰児や植物人間、痴呆老人などの他者から認められる社会的人格という概念を導入して、パーソン論への常識的な違和感を払拭しようとした。私も法律的な殺人は出産によって子どもが母体と独立したときから適用されるべきだと考える。しかし問題は中絶は許容できるということの受け取り方であろう。実はいわゆる線引き問題は、妊娠中にもあって、先のロウ判決にも三期に分ける線引きがあった。伝統的には世界各地で胎動（二〇週）以前の中絶を是認することが多かったが、受胎、脳生（六週）、痛みを感じないとされる妊娠初期（一二週）、母体から離れて生存可能（二二週）などの線引きが考えられて、各国の中絶に関する法律にも反映されている。人間の生命の始まりをカトリックでは受精卵にも認めるが、これは体外受精という特殊な条件で生じたものであり、私は受胎からしか認められないと思う。では受胎後は生命だから絶対に中絶は認められないだろうか。

たしかに中絶は、法律的には殺人とは規定できなくとも、生命を奪うことであるのは間違いない。だから、権利とか線引きによる許容が言われても、それは決して倫理的に善と認められることではない。原理上あくまでも悪である。そうすると、中絶が許容されるのは、その悪を選びとらざるを得ないほどのもっと大きな悪を避けるためであると考えるべきであろう。だから、性犯罪の被害や母体の生命の危険の場合には、プロライフ派もほとんどは中絶をやむなしとしてきたのである。

しかし問われるのは、実際にそのような理由で行われているかということである。実態は快楽の後始末にすぎないものが多いであろう。日本の場合、中絶手術を受ける人の多くは未婚の若年者よりも既婚者である。しかし、まさに社会や国家の踏み込めないプライバシーとしてのさまざまな個人的苦境に追い込まれてのこともあるかもしれない。したがって、中絶は、法律的な禁止ではなく、できるだけ悪を避けて生きてゆきたいという個人の倫理的問題として考えるしかない。何ら呵責の念も感じないかもしれないし、選んだ悪の罪責感をかかえて生きてゆくことになるかもしれない。ロウ判決を指揮したブラックマン判事自身が、中絶は法律よりも医学的、道徳的問題である、と考えていたのである。

中絶を許容するものとして各国の法律が挙げている理由に、胎児の重篤な先天異常がある。しかし、これは生まれてほしい生命と生まれてほしくない生命の選別というもっとも重大な倫理的問題を孕んでいる。この生命に選別があっても当然とする考え方を優生思想と言う。日本の中絶に関する法律は、一九四〇年の国民優生法が八年後に優生保護法になって以来一九九六年に母体保護法に改正されるまで、露骨に優生学を骨子としていた。たしかにナチス時代の強制断種のような国家管理ではないが、親の「五体満足な子を」という願いから来る自然発生的な選別思想と相まっていただろう。現在も、過去の優生学への強い批判とは裏腹に、この状況は出生前診断の発達によって、ほとんどの親に選別を強いるほどに強まっている。一九七〇年代初頭から脳性マヒ者協会「青い芝の会」は、胎児の障害を理由に中絶する権利は誰にもないと問題提起した。社会は障害をもつ子どもを不幸だと決めつけて、羊水検査で分かった場合当然のように中絶すべきだと考えがちであるが、これは「内なる優生思想」であり、自己決定に隠れた障害者排除の思想である、と。

現在は障害胎児の中絶に関して、予防福祉論という考え方が広まっている。それは、出生前診断を受けることは妊婦とその伴侶によるまったく自発的なもので、その前後に十分なカウンセリングを与えられ、中絶を選ぶかどうかは誘導的要素のない条件下での自己決定に任せるが、社会は結果として生まれる障害者が減ることを期待して中絶を選ぶ人にはサービスを提供する。一方、産む選択をする親にも社会は福祉としてケアをし、差別を生じないように努力すべきだ、と考えるものである。現在社会で暮らす障害者への差別は許さないけれど、個人の自発性による障害の出生予防は是とする、と。ここには松原洋子も森岡正博も指摘するように、明らかに障害者は不幸だから存在しない方がよいという自発的優生学が入り込んでいる。どんなに別の事柄であると言っても、今生きている障害者への差別に直結する危険に満ちている。

これに対して森岡が提起するのが障害者共生論の立場である。胎児に障害が見つかった場合中絶を選んでしまうのは、社会の支援システムが整備されていないせいだから、できるだけ早く差別のない、多様な人間の共生できる社会を築くべきだ、という考え方である。女性の自己決定と障害胎児を排除しないことが両立できる理想である。ただし現実には、育児の大変さが軽減されたとしても健全者幻想はなくなりはしないだろう。松原は自発的優生学の克服には制度的介入も必要になると言うが、難しい問題である。

私たちはふつう、現在の社会の状況では、障害はやはりひどく困難を抱えることだと思ってしまうだろう。もちろん障害は状況の改善で障害でなくしてゆける面がある。例えば、近視が眼鏡で補正でき、不自由な足が車椅子で、しかも障壁を取り除いた都市設計で行動範囲を保障されるように。ユニバーサルデザインや補助器具の開発は発展させねばならない。しかしそれでもなおかつ、親は子どもの障害が待ち受ける困難を先回りして案じ、生まれない方が子ども自身のためだ、と中絶を決意するかもしれない。それを第三者が間違っていると制止することは実際にはできない。しかし、野辺明子たちの伝える障害児の現実は、私たちが表面的に捉える幸せとはまったく別次元のところに、人間を生かす深い喜びと大いなる力のあることを教えてくれる。悩んだり苦しんだりしたからこそ開けてくる希望と救いの地平があるということは忘れてはならないことだと思う。

人工妊娠中絶に関して言えることは次のことである。妊娠、出産は女性の身体に起ることである限り、妊娠を止めることも含めて最終的に女性が自分の人生の選択として決定しなければならない。それは患者が治療や後遺症を織り込んだ自分の人生を決定するのと同様である。しかし中絶は本来、権利と言うよりは悪の選択であり過酷な苦渋の選択である。大いばりではなく、迷い苦しみの中で自分で決めるしかない。だから、他者が胎児の代理人になったかのように女性やその伴侶の内面に入り込もうとすべきではない。内なる優生思想に対しても同様である。もちろん倫理的に訴えることは望ましいが、法律で片がつく問題ではない。また、追い込まれ責めを負う女性を支える社会のしくみ、相談窓口や母子の経済的支援などの整備も必要である。望まない妊娠を避けるための啓蒙や安全なピル剤の普及なども急がれる。そして妊娠の共同責任を負うべき男性のほとんどがこの中絶問題に関してさして痛みを感じないという極端な偏りは、フェミニズムの論点から再度考えねばならないだろう。

〈**参考文献**〉

R・ローゼンブラット『中絶』昭文社、一九九六年

荻野美穂『中絶論争とアメリカ社会』岩波書店、二〇〇一年

H・T・エンゲルハートほか『バイオエシックスの基礎』東海大学出版会、一九八八年

河野美代子『さらば、悲しみの性――高校生の性を考える』集英社文庫、一九九九年

村松聡『ヒトはいつ人になるのか』日本評論社、二〇〇一年

森岡正博『生命学に何ができるか』勁草書房、二〇〇一年

米本昌平／松原洋子／橳島次郎／市野川容孝『優生学と人間社会』講談社現代新書、二〇〇〇年

野辺明子／加部一彦／横尾京子編『障害をもつ子を産むということ』中央法規、一九九九年

第四章　支えあういのち

17　苦悩をかかえる人支える人

病いを得て病院に入ると、一番世話になるのは医師より看護師である。言うまでもないことだが、患者は病いの部位だけでなく、心身の全体で苦しんでいる。治るのかという不安が襲う。全身にさまざまな不調が出る。休む間の仕事のこと、家族のことが心配になる。医療費の自己負担、万一の時の後始末など悩みは尽きない。このような患者の苦悩の全体に対応してくれるのが病院の中では看護師である。少なくとも、そのような患者の背景を予想して治療へと関係づけてくれる。医師にもほんとうはそれを望みたいが、医師は治療の専門家として病気そのものに専念してもっともよい治療法を判断し実施する役割に徹しなければならないから、看護師との分担は仕方ない。ところが、多くの患者は入院する時、今なおそのような分担を取り違えて、看護師を医師のお手伝いくらいにしか思っていない。

増田れい子は病院での看護がどういうものかを一三人の看護師を例に伝えている。皆ベテランで平均像にはならないが、看護の本質が見えてくる。

まず、いのちが主人公であるということを、医師は忘れることがあるが、看護師は必ず踏まえている。何よりも、患者に治ろうとする気持ちをもたせようと努める。もちろん治療の一環として医師の指示による措置や体温ほか基礎データ管理などの定型の仕事がある。しかしそのような目に見える仕事の奥に、患者の人間性を洞察する感性と、患者との信頼関係を築く配慮、患者が治ろうと努力するような適切な説明と励まし、挫折感や絶望感を希望へと向け変える工夫、などが働いている。だが、定型を超えるこれらのケアの一番重要な部分には診療報酬が払われないしくみになっている。いのちの力を発揮させるには薬や手術よりももっと人間の人間に対する思慮深い働きかけが必要だ、ということが忘れられているからである。

次に、一カ月、三カ月と続く患者との接触によって、患者や家族の成長を見届けている。看護の仕事はむき出しの人間と出会う場である。病いに苦しむ人の不安にかられた行き場のない憤りは看護師に向かう。見舞いに来ない家族との葛藤や孤独をやわらげるのは看護師しかいない。入院した時そうして苦しんだ患者の多くが治療を乗り越えたとき、完全に治りきらなくて身体の力が低下したとしても、人間として大きく賢くなって退院してゆくと言う。また、家族の癒しの力もすばらしい。家族が見舞ったり、外泊で家に戻った後は各種の検査値がよくなり、抵抗力、免疫力が上がるそうである。患者の話し相手も必要であるが、医師や看護師は残念ながら今の状況ではあまりに忙しい。家族以外にボランティアが代われる余地があり、外国に活発な例もあるが、日本ではまだ患者が見ず知らずの人を嫌がり、その機運は高まっていない。看護師もまた成長する。本の中で一人が、看護は患者に教わりながら育つ技術だと証言している。何よりも一三人のそれぞれが長年の看護職が育てた人間の見事さを裏づけている。

第三に、丸ごとの人間に対する世話である。昼夜関係なく、家族すら触れたことのないからだや汚物にも触れ、いつ高まるか分からない危機に備えている。ナースコールは大げさでなくいのちの綱であり、ナースステーションからいつ何時でもとび出してゆく。痰を吸入し、からだを清潔にし、褥創（床ずれ）が起きないように体位変換をする。交通事故で下半身マヒになった青年のリハビリから再就職の世話にまで入れこんでしまう看護師もいる。このような全面的な、しかも細かく気を遣う看護が、日本では人員不足、超過密なスケジュールと過酷な勤務形態の中でなされている。医療ミスがよく報道されるようになったが、実態を知ると逆に、この程度で済んでいるのは全国の看護師の犠牲的な奮闘によってなのだということが分かる。しかし、このためにいわゆる燃え尽き症候群に陥る看護師が多いのも事実である。だから、「誰にでもできる看護」を掲げて、看護師を支える制度、施設の改善に取り組む看護部長の例も挙げられている。人間を相手にする看護師にはまた優しさと強さを生む感性を養うことも不可欠だから、よけいに余裕と時間が必要である。このことは家族を介護する人たちにもまったく同じくあてはまる。

病いで苦しむ患者にとって、医師の的確な治療ももちろんであるが、生きようとする気持ちをふるい立たす言葉や笑顔やふるまい、行き届いた手当てや看護術などの、経験に裏打ちされた看護師の人間の力こそが医療の中心である。私たちはともすると損得重視の時代風潮の中で、医療に対して病気を下取りして健康を売ってくれるただの商売と見るようになっているのではないか。増田は次のように書いている。「看護は、このような人間をただ利益を産む道具としかみない人間観に、根底から反逆する人間の文化の到達点に花咲くもので、徹底していのちをいとおしむ人間業なのである」。家事もそうであるが、どこまで働いてもきりのないきつい仕事とほとんど報われないほどの安い給与の現状で、それでも悲劇の英雄のように立ち向かう看護師を知ると、何のためにが見えにくくなってすべてが液状化しつつある現代社会にこの仕事が数少ない手ごたえのある仕事だと見えてくる。それは、人間を真正面から相手にして、全力で他者を支えることが自分を支えることになるといういのちの不思議に通じているからではないだろうか。

以上、看護師に焦点を当てて考えてきたが、医療現場で患者を支える人たちには他にも、医師、臨床検査技師、理学療法士、作業療法士、薬剤師、管理栄養士、心理カウンセラー、宗教者、医療事務員、医療ボランティアなど多様な人たちがいる。現代の医療は、単純な病気の時代と違って、医者の手当てと投薬だけで済まないのである。むしろ、患者を総合的に立ち直らせる支援体制、いわばチーム医療とでも言うべきである。『ＥＲ緊急救命室』などのアメリカのドラマで分かるように、今後理想的に考えると、チームで一人の患者のケアを含めた医療方針を検討する際に、治療専門の医師、リハビリ専門の作業療法士、食事専門の栄養士、精神的支援のカウンセラー、などを総合するチームリーダーは、患者の願いを全般的に理解する看護師であろう。日本ではまだ医師中心の体制であるが、将来そのようなチーム医療が常態となることを患者も家族も心得ておくべきではなかろうか。

病気と異なる苦しみとして「性同一性障害」を取り上げよう。性同一性障害はもとはアメリカ精神医学会の分類マニュアルＤＳＭから出た言葉であって、男性か女性かの性の自己認識と身体との同一性を持てずに苦しんでいることを指している。不妊治療と同様に、これも身体が病んでいるわけではない。しかし精神的な苦痛は想像を絶するもので、単なる考え方に起因するのではない。長い間社会の多数者はこれを単なる趣味や嗜好の問題としか受け止めないできた。一九九八年日本で初めての性転換手術が埼玉医科大学で行われ、それでも社会はよく呑み込めずにいたが、吉永みち子と山内俊雄が優れた啓蒙書を著した。

まだ確定的ではないが最近の発生学の研究で分かってきたことは、身体の性別を決定する精巣（オス）と卵巣（メス）の分化は妊娠八―一〇週頃、そこから出る性ホルモンによって身体のいろいろな部位の性別ができてゆくのが二〇週以降であり、どうも脳の構造もその頃から分化している、ということである。そして構造の違いは働きの違いに反映されるから、生まれてからの環境要因もあるとは言え、頭で理解する性の自己認識が生理的に規定されていることもたしかなのである。これらの分化には各種のほんとうに微妙なホルモンが働くので、何らかの具合で、肉体的にもインターセックス、半陰陽、両性具有などと呼ばれる、男女として染色体でも判別できない場合が生じるし、脳の働き方もさまざまな色合いができてくる。多くは精巣から出るホルモンによって脳も男性に分化し、そのホルモンを浴びなければ女性の脳に分化するが、その量によっても度合いがあり、単純に典型的に男女であるわけではない。ホルモンの変調には妊娠中の薬や最近話題の環境ホルモンの影響も疑われている。

これらの肉体と頭の不一致が極端な場合、頭を肉体に合わせることは決してできず、目が覚めている間ずっと肉体は拷問のように意識を裏切り続け、責め続ける。この苦しみを救う道は頭に合わせて肉体を変える性転換しか残されていない。このような場合をトランスセクシャルと呼ぶ。日本には推計で三〇〇〇―七〇〇〇人がいる。これとは別で、自分の肉体に苦しむよりも、男性女性はかくあるべしという社会的な性別役割（ジェンダー）が自分の頭と一致しないで苦しんでいる場合がある。これをトランスジェンダーと呼ぶ。これも強く出る場合は、自分の肉体とは逆のジェンダーになるように服装も身ぶりも生活も変えてしまうこともあるが、そうではなくて、性別に息苦しさを感じて中性的にふるまうこともある。この人たちはトランスセクシャルの数倍いると考えられる。異性の服装をまとうとき本来の自分と感じるが、上の二つのケースまで深刻でない場合をトランスヴェスタイト（異性装嗜好）と呼ぶ。

性同一性障害は性の自己認識に関わるので、性愛の対象として同性を好きになるホモセクシャルなどの性指向とは概念上区別しなければならない。ただし同性愛と見えるものには、肉体が女性で頭が男性の人が女性を好きになるような異性愛が含まれているかもしれない。

実はトランスセクシャルとトランスジェンダーは対立する面がある。前者は男女の性別を前提に肉体の転換を願うし、医学的にも治療を必要とする障害として認定される方が都合がよい。しかし後者はむしろ社会的性別そのものが苦しみの原因であるから、ジェンダーフリーの社会を望んでいるし、障害という規定にも違和感をもつ。この立場はトランスヴェスタイトやインターセックスの人たちも同じである。インターセックスは歴史的にインドのヒジュラ、北米先住民のベルダーシュなど性を越境する第三の性として社会的に認められていた。近代の性別二分法がこの人たちに生きにくい状況をもたらしたのである。

近代の国民国家は国民を管理するため、身分ははずしたのに国籍や性別の記録は強めた。日本はそれを個人カードではなく戸籍という世界でも珍しい制度にした。二〇〇三年の特例法によって戸籍性別の訂正がようやく可能になり性転換した人たちは救われるようになった。しかしパスポートなどの公的書類すべてに及ぶ性別記載はトランスジェンダーの人たちを依然として苦しめている。生後二週間以内に出さねばならない出生証明の性別は肉体で決まり、インターセックスの場合は医師が勝手に決めるが、赤ん坊はホルモンまかせの自分の性自認の行方をまだ何も知らない。

多数者にはほとんど不都合を生じない性別記載は、性同一性に悩む少数者には一生苦しみとしてついてまわり、絶対に訂正させない国家の意思として立ちふさがっている。歴史的に性別が社会の秩序の一端を担ってきたことはたしかだが、ここでも新しいルールを模索すべき倫理の時代を迎えているだろう。鳥取市や藤沢市、小金井市など現に公文書の性別記載欄をできるだけ削除する地方自治体も出てきている。

苦しむ人々を支える社会は、苦しんでいない人にも優しく生きやすい社会である。少数者の痛みに配慮する社会は、多数の人たちの「よく生きたい」も十分に保証する社会である。隣に苦しんだり悲しんだりする人がいるとき、幸せでいられるだろうか。見ないふりをし、知らないふりをすることは自分を安心させはしないだろう。逆に、看護師の中に輝く苦しむ人への奉仕の姿がその人間としての高次の幸福へと実を結んでいることは私たちに大きな示唆を与えるように思われる。

〈参考文献〉

増田れい子『看護』岩波新書、一九九六年

徳永進『心のくすり箱』岩波現代文庫、二〇〇五年（岩波書店、一九九六年）
川嶋みどり『看護の力』岩波新書、二〇一二年
吉永みち子『性同一性障害』集英社新書、二〇〇〇年
山内俊雄『性の境界』岩波科学ライブラリー、二〇〇〇年
H・S・クシュナー『なぜ私だけが苦しむのか』岩波同時代ライブラリー、一九九八年

18 障害と介護

障害とは何だろうか。英語で、インペアメントは何かが損なわれていること、ディスアビリティは何かができないこと、ディスオーダーは基準から外れていることを示す。例えば歩くことができず、歩ける多数者の基準から外れていると障害と呼ばれる。でもそれは障害だろうか。

正規分布曲線というものがあって、体力でも何らかの能力でも特定のものさしで並べると、平均値の辺りが一番人数の多くなる曲線になる。この高まったある範囲に入る群をノーマル（規範的、標準）と呼び、それ以外の両側に属する群をアブノーマル（非規範的、非標準）と呼ぶ。ノーマルに属する多数者は勝手な自己基準でアブノーマルを異常と価値づける。高く評価される非標準は通常そうは呼ば

れず、低い方だけが異常と呼ばれる。しかし、標準と非標準との分け目はほんとうはどこにもない。それはあいまいで多数者の都合や先入見によって流動する。

障害とは、社会の多数者が自分たちに負担であると決めつけた非標準のことである。障害者は社会によってそのような枠に追い込まれた人たちである。例えば、道路に障害物があると歩けなくなる人が出てくる、その障壁（バリア）によって障害者にされる。だから障害は、社会に存在するさまざまな障壁によって生み出されていて、その障壁を取り除けば減少するか消えるのである。このような考え方は社会モデルと呼ばれ、一九七〇年代英国から始まり、現在国連障害者の権利条約（二〇〇六年）の基調になっている。世界保健機関（WHO）も二〇〇一年それまでの国際障害分類を国際生活機能分類に変え、個人に備わったものと考えられていた障害（個人モデル）が生活機能の違いを示すにすぎず、それらが必ずしも障害とは言えないという考え方をうち出した。

たしかに、例えば目が見える人と見えない人がいて、見えない人を目に障害をもつという。しかし、目が見えないことによって不自由を感じるとすれば、見えないという身体の状態以上にそう感じさせる障壁があるのである。世界の人口の一〇分の一が何らかの障害をもつという権利条約の基本認識も、その人たちが不自由を感じていて、不自由を引き起こしている何らかの障壁が残っているという意味である。ノーマライゼーションという言葉も、決して非標準の枠にいる人を治療などによってノーマルに移行させるという意味ではなく、障壁を取り除くことによって理想的にはすべての人に不自由を感じさせない、つまりノーマルに暮らせるようにすることを指し示している。

障害がはじめから不自由だとか、ましてや不幸だと見るのは、標準に属する多数者の勝手な価値観であるし、もしほんとうに不自由を感じさせているのなら、それは社会のしくみに欠陥があるだろう。障害そのものは何ら不自由ではない。ここから例えば、日本手話は日本語とは異なる独自の言語であるという「ろう文化宣言」も出てくる。ノーマルとアブノーマルの勝手な枠づけを許さないという表明である。自立生活運動も、外部から枠づけられた障害者像に基づく施設収容から、障害をもったままで自分たちの「よく生きたい」を実現するために一人立ちすることである。車椅子やバリアフリーの住宅や他者の手を借りることによって不自由は軽減される。ここで大切なのは、自分の「よく生きたい」を他者によってではなく、自分で決められるということ、自律である。これがある限り、他者の補助で生活しても自立と言えるのである。渡辺一史の描く筋ジス障害者鹿野靖明の突き抜けるような鮮烈な生き方がこのことを痛いほど理解させてくれる。さらに中西正司も、一般にいかなる人でも他人の世話にならず生きることを自立と思うのはありえない幻想を見ているのであり、逆に障害者運動は二四時間介助を受けても私が私の人生の主人公であることを貫ける新しい「自立」観をうち立てたと述べている。

身体の特定の部分が不自由な人や精神障害者のような伝統的に障害者と位置づけられてきた人たちは早くから社会のしくみの改善に取り組んできた。自立生活センターや障害者支援費制度などである。

優生保護法を改正させたのは脳性マヒ者協会の「青い芝の会」だった。このような運動は高齢者の介護にも思想的な影響を与えた。

高齢社会は多くの人が身体能力の低下する老化を経験する。また、病気と医療の複雑化で疾病と障害、老化の境界があいまいになって、慢性疾患、後遺症などの体力低下も増えてきた。それは若いときや元気なときには見えなかった障壁と不自由とを感じることである。いわゆる障害者が追い込まれていた枠に加齢や病気によって入ることである。このように不自由を感じる人が社会に増えると、まことに勝手なものだが、多数者がようやく社会の障壁に気づくのである。

高齢化社会（六五歳以上七パーセント）以前の段階までは、最後に寝付く老人は少なく、あまり長く寝付かなかった。岡本祐三は、「親孝行、したいときには親はなし」、「看取り三月」の時代だったと言う。家族が介護できる時代だった。超高齢社会（同二一パーセント）を迎えた現在、六五歳以上の高齢者がさらにその上の親の世代の世話をしたり、高齢の伴侶が介護する老老介護も珍しくない。また、高齢問題は女性問題と言われるように、家族で介護する場合ほとんどが専業主婦に押しつけられているし、孤独な高齢生活を過ごすのは圧倒的に女性である。痴呆状態や床ずれになるような寝たきりの介護になると、家族の中で男性の多くは勤務を理由に睡眠できるが、介護者は二四時間三六五日休みなしが五年一〇年と続くことになる。日本は、この変化を見抜けず、子が親を世話するのは美風だ、とうそぶく政治家を長くいただいてきた。だから介護を必要とする老人は、健康保険制度を悪用するいわゆる社会的入院に追いやられていた。体力低下は病気ではないのに、ケア（介護）をキュア（治療）のための費用で社会的に引き受けていた。多くの実態から見て、とっくに家族介護は崩壊していたのである。

狭い意味の治療を尽くした後のターミナルケア（終末期医療）を引き受けるのがホスピス（仏教ではビハーラ、厚生労働省での名称は緩和ケア病棟）である。これは医療保険、老人保険の対象であり、実質的にがんとエイズおよび指定難病の末期患者に限られている。それ以外の要介護の高齢者は、一九六三年制定の老人福祉法に基づく、特別擁護老人ホームやケアハウスなどの福祉サービスの対象だったが、これが二〇〇〇年四月から介護保険制度に切り替わったのである。これは、医療から福祉へ、施設から在宅へ、という大きな流れの途上にある。広井良典は、それが、医療と介護（福祉）、若年と高齢者という枠組みの奇妙な組み合わせであり、むしろ高齢者の枠で医療と介護を高齢者ケアとして一本化した方がよい、と指摘している。ちなみにドイツは年令に関係なく、医療と介護の二本立てである。私は、ケアが治療行為を含むのは当然としても、治療の原形に照らせば、一時的キュアと長期的ケアとに分けるドイツ方式がよいと思う。

現行の介護保険制度は、さまざまな不備や欠陥を指摘されており、税金でなされるべきとの批判もあるが、新しい思想も秘めている。第一に、高齢者福祉はお上の施し（措置）ではなく権利である、という考え方である。税金も国民のために使うのは当然であるのに、なぜかそれまでは福祉は困った人への特例的な行政からの恵みのように受け取られていた。保険は相互支援であって困ったときは互いに支えるということを明確に意識させる。第二に、何をしてほしいかを介護される本人が決めるという当然の自立に近づくことになる。病気のときと同様に、低下した身体を自分の人生に織り込んで生きるために自己決定が不可欠である。世話から自立支援という思想に変わったのである。第三に、市町村ごとに保険料もサービス内容も采配するしくみのため、ほんとうの意味での地方分権が始まる。もし隣の市で入浴サービスが毎週あるのに自分の市で一カ月に二回しか来ないなら、私たちの選ぶ首長や議員が悪いのである。第四に、民間の介護サービスの大幅な導入である。市町村相互の競争と同様の競争原理によるサービス充実をめざすが、これは受け手ではなく提供側にのみ競争のあるしくみであることが重要である。第五に、介護の社会化である。介護士が介護する方が家族が看るより社会的には効率がよい。三〇〇万の要介護者を家族が看る場合は専属で最低でも三〇〇万人必要だが、巡回する介護士ならおそらくその五分の一以下ですむだろう。また場合によって施設やグループケアが有効なことも多い。かかりきりだった家族は家の外で働けるようになる。第六に、身体の介護を外部の人に任せることで、一番大切な精神的な介護を家族ができるようになる。介護に疲れた家族は愛情よりも憎悪を抱くことになりがちで、高齢者虐待の多くは実子はじめ家族によってなされている。第七に、寝たきりになってからではなく寝たきりにしないための介護予防の考え方である。具体的には散歩や買い物に誘うことで好きなことへと気持ちを向けさせ、できるだけ自立や残存機能の発揮や成長を支援することで、終末期の介護を軽減できるようにする。この方針が健康な高齢者を増やし、社会全体の介護費用を減らすことは北欧の経験から導かれることである。

キュアからケアへの時代の転換に対応して、介護保険制度の中心にはケアマネージャーがいる。要介護者一人ひとりに密着して、ちょうど医師が診断をしてカルテをつくり治療に当るように、ニーズを把握して本人や家族の相談にのり、アドバイスをし、ケアプランをつくり、サービス利用につなげ、コストをはじめとする全般にわたる管理をする役目である。二〇〇九年度までの一二回の国家試験と二〇時間の研修を経て約五〇万人が登録されている。このケアマネージャーを中心としてデイケア施設やその他のサービス提供機関、事業所の介護福祉士（二〇〇九年現在登録七三万人）をはじめとする多くのホームヘルパーがケアの専門家として高齢者を支える社会のしくみがようやく動き出したのである。ただしこの場合の専門家はパターナリズムではなく、高齢者の自立を支える専門家である。そして、支えると支えられるが世代で分かれるのではなく、支えを必要とする人を支えることのできる人が支えるというしくみにしなければならない。高齢者自身のボランティアも盛んにする必要がある。たしかに、介護の専門家たちの給与があまりに低い点は早急に改善しなければならないし、伊藤周平や沖藤典子が指摘する問題点もまだまだ山積してはいるが、私たちはこの社会的介護の方向を逆戻りさせてはならないだろう。

これは、障害者運動と同じ方向であり、むしろ障害者運動が拓いてきた道なのである。中西は「障害者が現在享受している社会参加を高齢者にも享受してもらいたい」と述べている。自立生活運動は、行政サービスや街のアクセスを改善し、恩恵からニーズ中心の介助サービスにし、障害者に誇りと自尊心を与え、福祉サービスの利用者としての選択を可能にし、当事者に政策提言能力をもたせ、そして介護保険を超えるサービス、例えばホームヘルパーの二四時間介護派遣を実現させてきた、と。現在この障害者自立支援と高齢者介護制度を統一しようとする動きがあるが、介護制度を先進的な障害者支援制度へと高めなければ、改悪になるだろう。ところがその先進的なほうでも、二〇〇六年一〇月施行の「障害者自立支援法」は、その目的とは裏腹に、自己負担を大幅に増大させて自立を妨げる結果を生じている。私たちは政治を監視し、障害者や要介護者を孤立させてはならない。

支えあいは、してやった分を返してもらうという思想ではない。できるときには役に立とう、もうすでにどこかで気づかない内に世話になっているから、と考えるのである。一方的な自発的奉仕が回りもたれて支えあっている。このようにして福祉の客体ではなく主体としての障害者は、(仲間の立場で体験を伝える)ピアカンセラーとして若い障害者を支え、あるいは自立生活事業そのものによって他の不自由を被る人たちの不自由を取り除き、何より支援に関わる人々を増やすことによって街を変えてゆく。ほんとうのケアはケアする側も成長するからである。このような障害者に比べて、不自由を被っている高齢者は残念ながらまだ介護の主体になっていない。

〈参考文献〉

なだいなだ『くるいきちがい考』ちくま文庫、一九八六年（筑摩書房、一九七八年）
石川准／長瀬修編『障害学への招待』明石書店、一九九八年
佐藤幹夫『ハンディキャップ論』新書y、二〇〇三年
渡辺一史『こんな夜更けにバナナかよ』北海道新聞社、二〇〇三年
中西正司／上野千鶴子『当事者主権』岩波新書、二〇〇三年
広井良典『ケアを問いなおす』ちくま新書、一九九七年
岡本祐三『介護保険の教室』ＰＨＰ新書、二〇〇〇年
伊藤周平『介護保険を問いなおす』ちくま新書、二〇〇一年
沖藤典子『介護保険は老いを守るか』岩波新書、二〇一〇年
佐藤幹夫『ルポ高齢者医療』岩波新書、二〇〇九年
村松静子『その時は家で』日本看護協会出版会、二〇〇二年

19　いのちを生み育むこと

現在日本では子どもは九九・九パーセントが病院や助産施設で生まれる。出産は決して病気ではな

いのに、入院することで産婦が患者のような気分になっている。そこから産むことの人まかせと無知が蔓延しているようである。つまり、妊娠し、出産し、育てる覚悟や自覚が全般に希薄になっている。一般の病気よりももっと主人公であるはずなのに、逆にずっと医者まかせである。吉村典子は三人を産んだ後自分がいかに無知であったかを痛感して、お産の実情を調べて本を著した。女性は自分のからだのしくみからしてよく分かっていないと言うのである。といっても、男性はもっと無知で無責任であり、生み育てることへの共同の責任を負おうとしていない状況も見えてくるのではあるが。

出産はもともと動物としての通常の営みのひとつであって、本能の導きのもとに自然に行われてきた。ただしここでも人間は自然から文化へと移行した。すなわち、経験の積み重ねと工夫、世代間の継承、道具の開発などによって人間に独自の、しかし産みやすい出産法を編み出してきた。そしてこのやり方はついこの前まで地域差をもちながらも何十万年も続いてきた。日本でも近代西洋医学が入ってくるまでそうであった。取り上げ婆と呼ばれる助言者や母親や近親の経験者が妊婦の相談相手になり、不安を鎮め、分娩時の事細かなアドバイスを与えたり支えになり、そうやって延々と世代をつないできたのである。吉村によれば夫婦協力型のお産もついこの五〇年ほど前まで当然のように結構多くの山村で行われていたらしい。

ところがこの一〇〇年ほどで出産の医療管理が進んだ。出産に立ち会う人（助産者）がボランティアの介助者から助産婦（産婆資格一八九九年）を経て産科医へと変わった（一九六〇年代以降）。明治期に国家が出産管理に乗り出してきたのはもちろん富国強兵のためである。しかしまだ、お産は産婦が自ら産むものという当然の意識が健全に残っていたから、一九六〇年でも半数は家で出産していた。それが今では、国家のためではなく、個人の欲望に沿うための医療管理になっている。時間指定出産というものまでが行われる。陣痛促進剤を使って、夫が仕事を終って病院に駆け付けられる曜日と時間帯に、といった気軽さである。帝王切開も吸引分娩も、本来母子に危険が迫った時の緊急避難の手術であったのが、高齢出産などで予防的に最初から帝王切開に踏み切る例が多くなっている。重篤な急性症を伴うこともある手術なのに、日本では比較的安易に一五―二〇パーセント程度になされていると推定される。

出産の医療管理の象徴は、分娩時の産婦の体位、姿勢である。近代医学は仰臥位をもちこんで、伝統的な座産を排除した。仰向けはおまかせの姿勢である。まったく助産者の都合に合わせたもので、産婦からするともっとも産みにくい。このお産の体験から遠く切り離された机上の「合理的」医学の知識は今では女性自身にも不思議に思われなくなった。産婦は不安の中で分娩台に横たわる。医師はたいてい男性である。いつ、どのような痛みがあって、いついきめばよいのか実のところ、未経験者同士よく分からない、という恐ろしい光景が全国の産院で繰り返されている。「啐啄」という言葉はひなの呼び声と親鳥の卵の殻を割ることとの一致を示しているが、出産の生理も同じで、子宮口が全開になって胎児がいよいよ出て来ようというとき産婦の方も自然にいきみが起るように精妙なメカニズムが本来働いている。残念ながら近代医学はまだこの自然のメカニズムをうまく取り込めていないようである。子どもが楽に生まれやすく、産婦がもっともいきみやすい姿勢を人類は長い間に確かめてきたはずである。それを軽視すべきではない。近年のラマーズ法などの自然出産への動きはやっと女性たちが気づきはじめた徴候だろう。

不妊で悩む人がいるように、子どもは「授かりもの」である。だが、授かったのは他ならぬ妊婦であり、出産は生まれる子どもとの共同の営みであって、医師や看護師は文字どおり助産者なのである。自己決定は、妊娠と中絶に関してよく取り上げられるが、実は出産でこそもっと考えられなければならない。出産は、新しいいのちが母体を離れて一人立ちを始め、その生きる力を全力で助ける育児が始まる、その出発点だからである。親になることは、自分以外のいのちに責任があるという自覚と決意をもつことである。それだけに、妊娠から出産へと医療管理におまかせの意識ではいけないのである。主人公は産婦である。

ところが、出産を契機に主人公は生まれた赤ん坊になる。子育てとは言うが、ほんとうは子が育つのである。その育ついのちの力をまわりで支えるのである。この肝心の役回りを取り違えることから、悲喜劇が起ってくる。出産までは医者まかせのくせに、出産後は取り仕切ろうとする。ボタンのかけ違えである。

加藤尚武は、いくつかの少年犯罪を糸口にして、育ついのちをどのように支援すべきかを考察している。

もっとも強調されるのは「母性剥奪」の危険である。子どもが育つのに最初の約三年間は、母親あるいはそれに代わる人との肌のふれあいを中心とする情緒的つながりが最重要であり、これが失われたり少なかったりするとその後の成長に重大な悪影響が出る可能性がある。このことを唱えたイギリスの医師ボールビー（ボウルビィ）に対しては、母性神話（三歳児神話）をつくり出し、女性を家庭内に閉じ込める性的役割分業論に根拠を与えたという批判があるが、それには、母性を実際の母親に限定してはいけないと言うことで対応できるだろう。と言うのは、母であれ父であれ、実の親であれ代理者であれ、肝心なのは、安定して反応し応答してもらうことによって子どもが生きることの根源的な安心感の中にいることだからである。だから加藤は物理的、精神的に放置することも母性剥奪であると指摘している。この安心感は無条件の存在承認であり、いわば人生航路への母港、生命が登攀するためのベースキャンプである。いつでも戻って来れるから自立できる、密接な応答によって根源的な人間へのつながりと信頼感が育つ、おしっこを知らせほめられると達成感を味わい、後の責任感の芽になる。この間ただひとつ必要な制止は子どもの自己自身への危害である。このような安心の基礎があればこそその後のしつけが可能になるのである。

子育ての目標は、自律的に、すなわち自分で判断しながら生きられるようにすることである。だが育つということは自動的にそうなることではない。まわりからの助けが必要である。加藤によると、幼い間はものごとの因果関係が理解できないから、情緒的な親の喜ぶ反応や誉めることによる誘導が効果的である。徐々に、「危ないから近づかないで」というように関連を理解させながら叱ることも必要になってくる。小学生になるまでのしつけは主に、自己危害の防止、他者危害の防止、他人の所有物の尊重、器物保護である。これを親が禁止するからやらない（他律）ではなく、自分から分かるようにすること（自律）が大事である。江戸時代のことわざでは、必要なのは「教える」「誉める」「叱る」の順番だそうである。

親は社会の代理人でもある。社会のルールを少しずつ理解させなければならず、だから子どもの意図的な悪行に対しては明確に立ちはだからねばならない。これは私自身の経験からしても心理的抵抗のあることで、自然の情でできることではない。親は感情まかせではなく意図的にふるまうこと、世間を演じることになる。ときに体罰も必要になろう。加藤は、一〇歳までは体罰抜き、一五歳までは体罰が必要な時もあるが、それを過ぎたら言って聞かせるしかない、と勧めている。だが、これも目処であって、子どもの成長の度合いや性格をよく見て、機械的にではなく、まさしく人間として応答しなければならない。

親になるのは大変である。子どもが親を選べないのと同様に、親も子どもを選べない。ヤスパースという哲学者の言葉を借りれば、愛しつつ闘うのである。愛情だけで、まして自然に親になれるわけではない。それはお腹をいためた母親でも同じである。父親よりは九カ月分ベテランかもしれないが、悩みつつ迷いつつ親になってゆくのである。しかし他方で、子は育つのであって、親の思惑を超えて大きくなる。ケアの基本は相手の成長を助けること、同時に自分も成長することであった。子どもを育むことはケアの典型である。ところが、自分は成長しないで子どもだけを自分の好みに合わせようとする親が増えている。小西行郎は、とにかく子どもを見つめること、子どもの発信する成長のメッセージを理解すること、それ以外の思い込みを捨てて子どもと自分の幸せを第一にして楽になることを提唱している。また、子どもの成長の中にはやがて大人に変貌することも含まれている。村瀬学はそれを「狼になること」と表している。一三歳前後のある時に世界がすっかり変わって見えてくる。親はぶつかり合いながら、子どもが狼を自分に組み込んでゆく過程を見つめなければならない。

以上の試行錯誤は子どもも親も一回きりの経験である。だが、伝統的な社会では出産と同様に子育てもまわりに経験者がいて、迷いや悩みを解きほぐしてくれていた。むしろ子育ては共同体の営みだった。今でも学校はそのためにある。しかし、最近の核家族は子育ての経験者の知恵から断ち切られてしまった。これと重なって子どもの私物化が強まったと思われる。先に社会の代理人という話をしたが、子どもはやはり共同体全体で大事に見守るべきもので、親はいっとき預かっているのだ、という考え方や意味づけは、子どもを社会人として育てる上での優れた知恵だったと思う。

もちろん伝統的な社会に戻れはしないので、新たな子育ての社会的支援のしくみを真剣に開発する時期にきているだろう。武田信子が伝えるカナダの施策を見ると、日本が子どもを産み育てることに対してひどく冷たい社会であることが痛感される。少子化にあわてて政府は保育園を増やそうとしているが、雇用形態や都市空間から支援のソフトウェアにいたる広範な社会のしくみをきめ細かく変えてゆかなければならない。何よりも男親を会社の奴隷から解放して家庭に返し、次世代の育成に役割と責任を担わせるべきである。また、経験者の知恵の継承をソーシャルワークに組み込んで、個々の親が孤立しないようにささえることや、虐待に追い込まれる子どもと親の両方を助けられる児童相談所の機能強化などが急がれる。倫理は個人の生き方だけでなく、よく生きたいという個人の願いが他の多くの人々によって支えられるように社会のルールとしくみをつくり出すことであるが、共同体の存続を担う子どもの出産と育児に関してはよけいにこの社会への視点が要求されるのである。

〈参考文献〉

吉村典子『子どもを産む』岩波新書、一九九二年
杉立義一『お産の歴史』集英社新書、二〇〇二年
加藤尚武『子育ての倫理学』丸善ライブラリー、二〇〇〇年
柏木惠子『子どもが育つ条件――家族心理学から考える』岩波新書、二〇〇八年
村瀬学『なぜ大人になれないのか』新書y、二〇〇〇年
武田信子『社会で子どもを育てる』平凡社新書、二〇〇二年
根ヶ山光一『〈子別れ〉としての子育て』ＮＨＫブックス、二〇〇六年

第五章　いのちを生かす

20　健康とよく生きること

国民意識調査で、望ましいもののトップは健康である。お金があっても長生きしても、健康でなければ何にもならない。幸せの第一の要件である。では健康とはどんなことだろうか。病気でないこと、不具合のないこと、落込んでいないこと、元気なこと、活発に動けること。おそらく一人ひとりの中にさまざまな健康のイメージがある。

鹿野政直は幕末から明治にかけて「健康」という語がそれまでの「養生」に代わって確立し、それ以降健康観が、体質、体力、肉体、体調などに重心を移しながら、現在の生と死の問題に突き当たるにいたった日本の戸惑いの現状を報告している。実際私たちは現在、国を挙げて体調不安神経症にかかったような時代を迎えている。サプリメントやドリンク剤があふれ、エステやダイエットへと誘惑され、やみくもな健康志向に駆り立てられる。しかし健康とは何かはよく分かっていない。健康が自己目的になって、そこからどう生きたいかについては思考停止である。不安産業の繁殖に格好の時代である。

現在私たちの囚われている二〇世紀の健康観は工業化時代のものと特徴づけることができると私は思う。それはいわば、エコノミック健康優良児の思想である。

工業化は近代国民国家に富国強兵策を強いた。労働力と兵力の国家による管理強化である。それは、標準的に揃った能力と無駄のない効率を重視した。明治政府がまず義務教育で重視したのは集団で一糸乱れず行進できる能力である。一九三〇年健康優良児の表彰が始まったのは軍事大国に駆け上がろうという時期に重なっている。健康は個人の幸せに先立って国家のためであった。戦争が終わって経済競争の時代になると、ようやく健康は官から民の目標となったが、まだ個人よりも会社本位であった。ここでは健康は欲望達成能力の不可欠の要素である。朝早くから夜遅くまで体を壊さずに働き、経済的に豊かになるためである。上昇志向と健康志向は重なっていた。エコノミックアニマルである。こうして老いと病気と傷害を排斥する社会ができあがった。

このような若者と壮年層の病気でない働く意欲あふれる健康像は、世界保健機構（ＷＨＯ）憲章（一九四八年）にも謳われていた。「健康とは、身体的、精神的、社会的に完全に良好な状態であり、単に病気や虚弱の欠如ということに尽きるものではない」。ところが、第一章で見たように、死なないが治らない病気や何となく気分や体調のすぐれない微妙な症候群が増えてくると、健康も絵に描いたような姿が消えてしまったのである。

鹿野の示したその変遷を見てくれば、今思い描かれている健康観にこだわる必要はない。私たちは新しい健康の姿を構想したらよいのである。それはエコノミック健康優良児に替わる二一世紀の脱工業化社会の健康観である。

健康は時代ごとの望ましい価値との関わりで姿を変えていた。では、新しい時代に重視される価値は何だろうか。奇妙に感じるかもしれないが、それは、新しい特定の価値ではない。新しいのは、多様な価値が望まれるという状況である。例えば富のような同じ価値を誰もが一斉に望む時代が去ったのである。もちろん富を求める人もいるが、家族といる時間、環境によい生活、ボランティア、芸術、冒険、などをそれぞれ自分にとってもっとも大事にする人もいる。生存のための収入は確保した上での話だが、それでも自分でその見きわめをつけながら独自の価値序列をつくるようになる。そしてここで重要なのは、心身の具合についても、同様に見きわめをつけられるようになることである。すなわち、健康はそれぞれの大事な価値を達成するために必要な心身の状態と捉えられるようになるのである。

自分のもっとも大事に思う価値の達成や実現に向かっている姿を「その人らしい」と言えるならば、

健康とは、その人らしく生きられる心身の状態であり、望ましさの実現へと心身の具合を整えられていることである。例えば、冒険をしようとする人にとっての健康はそれこそ頑健な運動能力にみちた身体状態である。しかし、作曲をしようとする人が病弱であっても、作曲に支障がなければ、健康といってよいだろうし、いわゆる障害者が自分の不自由でない仕事に向かっているなら健康そのものであるだろう。ノルデンフェルトはこのような健康の概念を明快に「当人の最重要目標を成就する能力」と規定している。

平均的な標準で健康をイメージすることは間違いであり、自分の価値志向と切り離された健康の自己目的化こそむしろ「健康病」なのである。健康は一人ひとりの「よく生きたい」から理解されなければならない。このよさがもっぱら、よさのひとつの要素である幸せの平均的な像、例えば富の獲得とみなされた時代もあったが、脱工業化時代には、よさのもうひとつの要素である正しさも重視される。というのは、この場合正しさとは自律的な自分の志（心指し）への道程にあること、あるいはそれに忠実であることだからである。これは、幸せや満足感を結果としてもたらすことはあるが、はじめから幸せを目標としているわけではない。例えば危険を承知で自分のすべてを投げうってでも海外の困っている子どもたちを助けに行く人がいる。病弱でもそれができるのならそれは健康と言ってよい。心が指しているのはあくまで自分にとっての大事な価値なのである。

この一人ひとりがそれぞれの価値を志向できるよう、互いに認め合わなければならない。平均的な健康像を押しつけてはいけない。国や会社のためではなく、自分の人生の主人公であるための健康である。もちろん、会社から寄せられる期待に応えようとする自分のために健康を志向する場合もある。しかしそれも自分の志への道程である。だから、このような人々のさまざまな大事を保証し、それへと心身を整えられるように人々を支援する社会のあり方もそれ自身健康と言えるだろう。

こうして私たちは、逆説的だが、病気でも不調でも傷害をもっていても、健康でありうるのである。それは、一病息災というのとも違う。心身のどんな状態にあっても、自分の「よく生きたい」の方向に向かっているのなら、いのちを生かしているのであり、健康である。健康は善さへのベクトルなのである。

〈参考文献〉

鹿野政直『健康観にみる近代』朝日選書、二〇〇一年
林信吾／葛岡智恭『大日本「健康」帝国』平凡社新書、二〇〇九年
R・デュボス『健康という幻想』紀伊國屋書店、一九七七年
米山公啓『健康という病』集英社新書、二〇〇〇年
飯島裕一編『健康ブームを問う』岩波新書、二〇〇一年
桝本妙子『健康社会学への誘い』世界思想社、二〇〇六年
L・ノルデンフェルト『健康の本質』時空出版、二〇〇三年

第Ⅱ部　すまいの倫理学

第一章　地球は我が家

21　すまいとしての自然

自然という言葉で思い浮かぶものはさまざまである。物理学が示してくれる物質の、果ては素粒子にゆきつく沈黙の世界。生物学が示してくれる無数の生物、驚くべき多様な生命の姿。一転して、人間的意味と価値にあふれた世界。安らぎを与えてくれる白砂青松の風景、立ちはだかる絶壁や逆巻く波、猛威をふるう台風や地震の災害。すべてを生み出し破壊する圧倒的な大いなる力。人間のいのちの内なる自然。そして、私たちのすまいとしての自然である。

すまいとして自然を理解するとはどういうことだろうか。私たち人間のいのちをとりまく他の無数のいのちを認め、その大いなるいのちを生み、育み、支え、生かす営みの場、そしていのちが死んで戻ってゆく故郷として見なおすことである。「環境」とは、単に私たちを取り巻く世界や私たちの動き回る舞台ではなく、私たちのいのちがそれとの相互作用によってはじめて成り立つ、いわば拡大されたいのちの世界である。ラヴロックは、地球の物理化学的条件が生命との相互作用によってこそいのちの星にふさわしく保たれているというガイア（母なる大地）仮説を説いている。自己調節する生命圏としての地球である。個々のいのちは、呼吸と代謝によって絶えず内と外とを入れ替え、他の要素を自分に変え、自分を他の要素に変えてゆく。ユクスキュルはあらゆる動物がそれぞれの種に固有の環境をもつことを見い出したが、共同のすまいとしての地球はそのような多種多様な環境が織り合わさった大環境と言えるだろう。また、エコロジーの「エコ」はもともと家、すまいの意味である。それは、人工と対立した自然ではなく、人工化した自然、人間の営みの浸透した自然である。社会的エコロジーを標榜するブクチンは環境問題を社会的支配関係の反映した人間的自然という視点から解こうとしている。すまいとしての自然には私たちの手が入り込んでいるということが、これからの探究の大原則である。

　地球は今知られている唯一のいのちのすまいである。私たちはいのちを支えるその豊かさに安心しきって生きてきた。その豊かさに限界のあることが前世紀に目の前に突きつけられたのである。私たちは自分のすまいでは当然、それを汚さないし、財産を使い切らないし、弱肉強食のふるまいをしない。だが、人間は地球のあらゆる場所にはびこった後もなお、自分のすまいとして自覚する範囲が身近なすこぶる狭い範囲のままだったのである。だから自分の狭いすまい以外の地域を汚しても平気だった。それが前世紀、地球上に自分たちのすまいでないところはない、全地球が我が家なのだという自覚を迫られたのである。中国で砂漠化が進めば日本に黄砂がやってくる。ゴミを目の前から消し去っても、いつの日か環境ホルモンとして戻ってくる。石油でも石炭でも無尽蔵だと思い込んでいた蔵の中にはわずかしか残っていない。ようやく、自分のふるまいがこのままでは家族の多くがひどく住みにくくなってしまう、と気づきはじめた。

環境倫理でよく取り上げられるハーディンの「共有地の悲劇」という話がある。共有地で放牧する者は誰もがなるべく多くの家畜を飼おうとする。牧草の減少という不利益は他の者に分散され、利益だけが自分に入ってくるからである。共有地が十分に広いときには問題は見えない。こうしていつの間にか共有地は荒廃してしまう。地球の汚染も人口増加も同じ構造を孕んでいる。ハーディンはこう指摘して、それは技術的にも倫理的にも解決できないから強制的な「社会的取り決め」で解決するしかない、と述べている。もし人間がみなこの放牧者のような利己主義者であれば、まるで水からゆっくり温められてやがてゆであがるかえるである。教訓は、もう負債を先送りできるような共有地はない、ということである。地球は丸ごと我が事として配慮すべきすまいであると考えねばならない。

すまいとして理解できたら、次にどう住みよくするかが課題となる。ところが私たちはこれまで、すまいを抜きにして住みよさだけを追求してきたのである。住みよさの追求には、環境問題を引き起こしたこれまでの無責任なものと、すまいに配慮するこれからの追求の二種類がある。住みよさを断念するのではなく、当然のことなのに自覚されてこなかったすまいのしくみを十分にわきまえた上で住みよさを追求することが重要である。すまいのしくみは住みよさの条件である。こうして環境倫理はすまいの倫理学となる。

この場合倫理学は、すまい抜きの住みよさに立脚した既存の道徳に対して、すまいに条件づけられた住みよさのルールを新しく模索するという意味での倫理の学である。そして、善い住み方の探究は、個人の生き方にとどまらず、人類全体の、さらにいのち全体の住みよさを保証するすまいのあり方を構想しなければならない。その意味で倫理学は当然、社会や政治や経済の学へと繋がってゆくべきものである。もちろんそれは、すべての分野を引き受けるのではなく、考える者の視野をそれらの専門分野へ橋渡しをするという意味である。すまいの倫理学から広がるべき学際的な構想の底流に、すまいの望ましいあり方の探究がある。だから、第Ⅱ部の関心は、壁にぶつかったこれまでの住み方を顧みる第二章「住みよさの悪しき追求」、善い住み方を考える第三章「共に生きる作法」、すまいとしての自然を見直す第四章「すまいのしくみ」へと向かう。

しかし、次節ではまず従来の環境倫理学の考え方を見ておこう。

〈参考文献〉
J・E・ラヴロック『地球生命圏』工作舎、一九八四年
J・v・ユクスキュル『生物から見た世界』思索社、一九七三年
M・ブクチン『エコロジーと社会』白水社、一九九六年
G・ハーディン「共有地の悲劇」(G・ハーディン『地球に生きる倫理』佑学社、一九七五年、K・S・シュレーダー＝フレチェット編『環境の倫理』下、晃洋書房、一九九三年)
藤原保信『自然観の構造と環境倫理学』御茶の水書房、一九九一年

22　環境倫理学の三原則

環境倫理学は二〇世紀後半にアメリカを中心に発達してきた。その考え方を三つの原則に整理したのはこの学問分野の日本への導入の役も果たした加藤尚武『環境倫理学のすすめ』である。それは論点と特徴を的確に捉えていたので、その後日本の研究の標準的な出発点になった。三つの原則とは、自然の生存権、世代間倫理、地球全体主義（後に地球有限主義と言い直された）である。しかし、これらにはアメリカンスタンダードに止まるものがあるように思われる。

自然の生存権は、人間だけでなく、他の生物や生態系にも存続する権利があるという主張である。これは倫理の範囲の拡大と見ることができる。倫理はもともと共同体への人間の関わり方であった。環境倫理の創始者と言ってよいレオポルドは一九四九年に、この共同体や倫理という考え方を土壌、水、植物、動物を含む土地（大地）へと拡張し、私たちはその一員として共同体への尊敬を払わなければならないと指摘した。その後、この考え方はなぜか権利の拡大という論点に傾いてゆく。シンガーは、動物が快苦の能力をもつので人間と同じく苦を避ける権利をもつと言う。ネスのディープ・エコロジーは、あらゆる生命は生態系と一体化した自己実現をする権利をもつと主張する。ナッシュは、ごく限られた人間だけがもっていた権利が奴隷や女性や被差別人種へと拡大してきた歴史を挙げて、今やその権利を動物や植物へと拡大すべきだと説く。加藤は、自然の生存権という課題は認めながら、このような「権利の範囲の歴史的拡大」という説明根拠を誤りとして批判する。

どんな課題か。地球をここまで破壊してきた人間中心主義をどう克服するかである。たしかに、私たち人間は我がもの顔に他の動植物のいのちを奪い、利用し、土地を開発してきた。この人間以外のものへの配慮を欠いたふるまいが、これまでの生物の絶滅、資源の枯渇、環境汚染をもたらしたのではないか。そして今人間自身にも災悪がふりかかって自業自得に陥っている。

そこで、人間という種の利己的行動を批判する意味で、人間非中心主義、生態中心主義と呼ばれる立場が提唱された。これが、人間のわがままな専横への戒め、特にすまいの中での他の住人への危害やすまいの毀損、浪費を止めよという警告であるならば、環境破壊が明らかになった時代にしごくもっともな誰もがうなずける主張であろう。実際、シンガーが動物の解放を論じたときの事例は、虐待とも言うべき不必要な動物実験であったし、レオポルドの主張も、環境への適切な配慮を、というものであった。しかしこのような主張を根拠づけるのに、他の動植物も人間と同じ権利をもつからだ、と言う必要がはたしてあったのだろうか。逆に、同等な権利がなければ、煮て喰おうが焼いて喰おうが文句は言えない、というような論理が成立するのだろうか。たしかに、次節でも取り上げるようなキリスト教世界の中である種の人間至上主義を打ち崩すための戦略として、自然の生存権の提起は一定の有効性をもったのかもしれない。しかし人間の勝手がもう許されないことが人間自身にはっきりしてきた段階で、その戦略は少なくともお払い箱になったのではないか。

私たちはすまいの中で家具調度を大切にする。庭にやってくる小鳥をおどかさないように気を遣う。すまいを汚すのを嫌う。しかしそれはそれらに自分と同じ権利があるからではない。自分のすまいの一部だからだ。この方向で考えてゆけばよいと思う。私には、自然の生存権という議論の立て方は大仰で、しかも間違った戦略であったとしか思えない。現にシンガーは虫や植物には権利を認めない。自然の生存権がやがて隠れた人間中心主義になるのは、動植物のどこに権利のあるなしの線引きをするかという価値評価や、同等ということをほかならぬ人間だけが主張できるという非対称性に無自覚だからである。

次に、世代間倫理は、必要でありながら、難問とされている。現在世代が石油を使い尽くしたり深刻な汚染を残せば未来世代の生活を著しく侵害することが見えてきた。だから現在世代には未来世代への責任がある。しかし倫理は相互的なものであるのに、まだ生まれていない人々との間にはその互恵性も相互保障も成り立たない。これでは世代間の倫理は不可能ではないか、と。おそらく、自然の権利という構図と同じく、未来世代の権利という構図を立てるから、権利主体不在の困難が生じるのである。ではどう考えるべきか。

先行世代の後続世代への責任と義務が、環境問題で特に求められており、世代間倫理の要点であることは、確かなことである。だから互恵性を、過去から与えられ、未来に与える、という言わばリレー型で捉え直せばよい。そしてこれは、共同体や血統の継承を重んずる近代以前には一般的に見られた考え方であった。近代の個の自律を重視する中では不可能だろうか。たしかに、この考え方は功利主義の幸せを求める生き方だけからは出てこない。しかしカントの見返りを求めない定言命法によってその方向が見えてくるのではないだろうか。たしかに、未来世代が何を望むかは定かでないから、それは一方的な善意でしかない。正しく生きたい、この場合後世によかれと思ってなすことは、決して正しさを保証しない。だが少なくとも、明らかに災悪をもたらすと予想できる行為を避けることは、未来世代との関係なしでも、倫理的な義務であろう。相手の権利という枠組みを用いずに現在世代の生き方を考えなければならない。

　最後に、地球全体主義は、我が家としての地球が有限な空間であることの徹底的な自覚である。人間が労働によって価値あるものを生み出すために資源を大量に使い、大量に廃棄して平気だったのは、環境が無限であると思われた近代の特殊な事情である。この全体主義には、人間よりも生態系全体を優先するという第一の原則と重なる面と、環境を守る政策のためには市民的自由を制限するという面がある。この後者からいわば環境ファシズムのような全体主義の危険を見る論者もいる。実際、後で考察するように、南北問題のような政治的権力関係で弱者の方がいっそう制限されてしまうという不公正が生じる。しかし、全生命が共通の運命を預けているすまいとして地球を理解できれば、動植物を含めた他者の存在を一方的に害する人間の住み方がもはや続けられないことは明らかであるし、一人ひとりも、倫理的に吟味しながら新たなすまい共同体を作り上げることを、幸せの無制限な追求に優先しなければならないだろう。近代の社会契約説は、各人の自然権を一部譲渡することによって国家が出来上がっているという考え方を示したが、再び、市民的自由の一部を新しい地球共同体のために譲渡すべき時代を迎えているのではないだろうか。

　以上見てきたように、環境問題は新しい条件を伴ってはいるが、最終的に人間の生き方の吟味という基本的な倫理問題に戻ってくるのである。それは、幸せだけに傾いた近代市民の「よく生きたい」という願いを、よさのもうひとつの不可欠の要素である正しさを加味して、本来の善へとたち戻らせることであろう。この場合の正しさとはすまいとしての自然への普遍的な配慮である。それは個人としてだけでなく、共同体の選択として政治的経済的な吟味にならなければならないことはもちろんである。加藤も最後にこう書いている。「地球生態系の許容限度のなかで、人口、食料、エネルギー消費をコントロールしていかなければならない。環境問題の帰結は、たったそれだけである」。これが上のような大げさな道具立てで論じられてきた背景には、自然をすまいとして理解できなくなった自然理解、人間と自然の二分法があるだろう。次にそれを考察する。

〈参考文献〉

加藤尚武『環境倫理学のすすめ』丸善ライブラリー、一九九一年
A・レオポルド『野生のうたが聞こえる』講談社学術文庫、一九九七年（森林書房、一九八六年）
P・シンガー「動物の解放」（K・S・シュレーダー＝フレチェット編『環境の倫理』上、晃洋書房、一九九三年）
A・ドレグソン／井上有一編『ディープ・エコロジー』昭和堂、二〇〇一年
R・ナッシュ『自然の権利』ちくま学芸文庫、一九九九年（TBSブリタニカ、一九九三年）
小坂国継『環境倫理学ノート』ミネルヴァ書房、二〇〇三年

23　人間と自然の二分法

現代人の浪費やぜいたくによるあまりの環境破壊を目の当たりにして、人間優先よりも自然優先、生態系優先を唱えるのは当然であろうし、賛同する人がほとんどだろう。しかし、気をつけなければならない。単純に人間から自然に重点を移せばよいというわけではない。なぜなら、自然から切り離された人間が、抽象的であったにもかかわらず一人歩きして、自然を顧みない環境破壊にいたったことが反省されるとき、逆に、人間から切り離された抽象的な自然を取り戻すことがめざされるべきではないからである。

ここでパスモアのはっきりさせた保存（プリザベーション）と保全（コンサベーション）の区別を借りて考えてみよう。保存は、自然そのものの神聖な価値を認め、できれば人間の手つかずの自然を守り残そうとすることである。これは、人間と切り離された原生自然こそが本来の自然であると捉えているからである。他方で保全は、節約という意味でもあり、人間の活動に備えて自然を守ろうとすることである。これは人間の側から役立つ自然と捉えている。違いの現れるもっとも鮮やかな面白い事例は、自然発火の山火事への対応である。雷や大風で山火事が起ったとき、保存派は自然鎮火をまち、保全派は消化活動をする。だから、保存派は、人類の絶滅という極端な最終解答までは主張しないとしても、人間の活動領域と厳然と区別された原生自然区域を死守しようとするだろう。

前の節で見た自然の権利を主張する人間非中心主義の論者たちは、どちらかと言うと保存派に近づく。そしてこれはまた、自然に対する人間の態度としてキリスト教世界の反省から語られることがある。ホワイトは、『聖書』の「創世記」で神が人間に自然の支配権を与えており、自然に生命を見た異教のアニミズムと違って、キリスト教が自然を人間の思うがままに利用する環境破壊の源泉となった、と論じた。これに対してパスモアは、人間は神の代理人、執事として自然の世話をするよう責任を負わされているというのがキリスト教の真意だ、と反論した。自然の支配か、自然の世話か。保存派は自然支配に反対して世話も認めず、保全派は（人間のための）自然の世話を認める。

実は、両者はともに、人間を自然の中に含めて見ていない。人間対自然という同じ図式の上で人間の異なる役割を語っているだけである。この図式で考えられている限りは、人間非中心主義にしても、自然と異なる人間を特別視する、裏返った人間中心主義であろう。保存派も、支配してはいけない自然と支配してよい自然を分けるだけであるという自己矛盾をかかえている。保全派は、人間に役立つという人間中心の功利的価値観に立ってはいるが、世話という自然尊重の視点が加わっている分だけむしろ人間非中心主義に近づいているかもしれない。

すまいとして自然を理解する立場は、この世話の視点を継承する。そして人間もすまいの一員だから、人間自身も世話の対象である。むしろすまいは、この自己への気遣いから地球規模まで広げられた世話の対象である。この立場は、世話の対象として人間を含む全自然を同等に尊重するという意味では生態系優先である。また逆に、世話の主体として人間にだけ責任を負わせるという意味では人間中心主義である。これは、私たち人間だけがすまいの行く末を案じ、倫理を自覚できる存在である以上、逃れられない立場である。

重要なのは、人間と自然の二分法を抜け出ることである。鬼頭秀一は、原生自然を尊ぶ保存派がアメリカの都市生活者のロマン主義から出てきたことを指摘し、むしろ環境倫理の新しい地平を開くには、人間と自然の深い関わり、そのような営みの探究こそ必要だと主張している。そして、人間が働きかけ働きかけられる自然の他者との全面的な関わりの全体を「生身」の関係、そこから抽出された部分的な関わりを「切り身」の関係と名づける。対立させて人間だけ、自然だけ取り出すのも、原生自然だけ重視するのも、役立つという功利的見方も、癒される自然を求めるのも、切り身にすぎず、生身の分断である。生身の関わりとしての世話は「生業」と呼ばれる。嘉田由起子の言葉を借りてこの立場を、二分法に囚われて切り身の自然にだけ目を向けるこれまでの「自然環境主義」に対する、生業の視点から捉える「生活環境主義」と呼んでもよいだろう。

すまいに住むことはいわば生身の生業である。世話は一方的な働きかけではない。第一部で見たようにケア（世話、気遣い）は主客両者の成長変化である。人間はすまいの隅々にまで気遣い、無生物も含むさまざまな家族に関わり、働きかけられた自分をも世話しながら、すまいがいっそう住みよくなるように他を成長させ自分も成長すべきである。すまいの倫理学はその成長（よく生きること）の探究なのである。

〈参考文献〉
J・パスモア『自然に対する人間の責任』岩波書店、一九七九年
L・ホワイト『機械と神』みすず書房、一九七二年
鬼頭秀一『自然保護を問いなおす』ちくま新書、一九九六年
嘉田由起子『生活世界の環境学』農文協、一九九五年

24　優しさの思考停止

環境の異変に驚き、何とかしなくてはと思い、危機感を感じるのはとても大事なことである。私たちにすまいのための行動を起こさせるのは、この感覚である。しかし、やみくもに走り出してはいけない。この危機感を大事にしながら、よく学び考えなければならない。どうすればほんとうによいす

まいになるのか。ほんとうにすまいをよくする住み方はどんなものか、と。

有名な割り箸論争があった。割り箸の使用は一回きりで、こんな無駄遣いは森林破壊の象徴である。日本の割り箸、アメリカのハンバーガー用放牧、ヨーロッパの立派な棺桶が環境破壊の三点セットに数えられたこともあったとか。自分の箸を持ち歩く運動も起った。しかし、もともと割り箸は森林を世話する際の間伐材でのみつくられているから、むしろ環境によいという反論が出て、その運動は下火になった。でも環境問題を自覚するきっかけになったのだからその運動には意味があったという弁護も聞こえる。森林破壊の大元凶はむしろ建設用のコンクリートパネルであって、割り箸反対はそういう大きな悪から目をそらさせる結果にしかならない、という批判もある。しかしまだ論争は終わらない。現在割り箸の九割以上が輸入品である。多くは丸太をカツラ剝きにしてつくる大量生産である。割り箸はボルネオや中国の森を深刻な状況に追い込んでいる。今どき吉野杉の間伐材からつくる割り箸などほんの一部の高級料亭にしかないのだ、と再反論は続く。

ここから教訓が出てくる。割り箸の話に止まらない。おかしいという感覚から始まった素直な運動はそれだけでは続かないし、間違うこともある。調べれば多様な論点があり、一つひとつ自分で考えなければならない。しかし論争が続いている内に、最初の問題は解決しないまま、世間では関心が失われる。環境に関わる運動でつねにつきまとう典型的な状況である。

小田亮の進化論的考察によれば、人間の共感や感情移入の行き渡る範囲は一五〇人程度だそうである。私たちはこのことをよくよく頭に刻んでおかねばならない。感覚や感情に基づいて正しく判断できるのは、この人数の関わる時間空間の規模なのである。だから割り箸を使う自分と家族と友人くらいで止まって、なかなか、間伐材で割り箸をつくっている人や森林管理に携わっている人にまで思いが広がらないし、ましてボルネオや中国で大量に伐採されていることまで想像できない。おかしいと思ったら調べなければならない。インターネット、書物、手段は身近にある。感覚や感情から知識と想像と思考へと進んで、一五〇人の規模を超え出る努力が必要である。

次に、一旦納得しても吟味し続けなければならない。地球に優しいと思い込んでしていることで、そうでないことがたくさんあるかもしれない。第二章や第四章で取り上げるが、例えば、ダイオキシンが猛毒かどうか、二酸化炭素が地球温暖化の犯人かどうか、リサイクルがよいことかどうか、甲論乙駁の議論はいくらでもある。私たちは手っ取り早く安心したくて停止しがちな思考を、多少極端な意見でときどき揺り動かした方がよい。優しさの気分に浸らないで、迷ったり悩んだりする方がよい。自分の小さな家のことでも迷うくせに、それより大きな地球というすまいのことですぐに安心できるわけがないのである。

優しさとは反対の、居直りの思考停止もある。よく言われる「原始時代や江戸時代には戻れない」である。ここには単純化と無知による居直りと欲望の手放しの肯定がある。例えば、日本の一九七〇年の全エネルギー消費量は二〇〇〇年（石油換算で約五億トン）の半分であり、それでも車や冷蔵庫、クーラーなど現在の文明生活の道具はほぼ揃っていたのである。それを江戸時代にまで話をもってゆくのは、今の欲望充足を手放したくないだけの怠惰である。おそらく現代人で自分たちのすまいの劣化に薄々とでも気づいていない者はいないだろうから、居直りの思考停止には、死ぬまでの間はすまいが何とかもって自分だけは痛みを感じずに欲望を充たしたいという利己的な計算が隠れている。その分悪質である。

思考停止の危険は、個人の生き方から、より大きな共同体のあり方、しかもすまいとしての自然全体に視野を広げてゆくとき、もっと大きくなる。自然や共同体を個人を超え出た動かせないものと考えてはいけない。それは自分と切り離し抽象化していることになる。それは一人ひとりが気遣い、住みよく改善してゆくものである。このときに、もう優しさのレベルでは世話ができないのである。思考を働かせ、議論をすることが要求される。

例えば、自然の世話がつねに自然の収奪に繋がる危険がある。沼田真は、自然保護運動の歴史を繙きながら、環境保護の中心思想である持続可能性（サステナビリティ）が持続的利用を飛び越えて持続的開発に傾き、自然破壊になりやすいことを警告している。例えばリゾート開発の口実に持続性が謳われる。開発優先の自然破壊者の方がつねに思考を働かせており、経済合理的にずる賢い。しかし持続可能性とは、人間を含む生物の多様性とその個々の環境を守りながら、それらの大環境をすまいとして維持し改善することである。だから経済合理性とは別の、すまいの循環原則に則った合理性を働かせて対抗しなければならない。

さらに、世界の大国間の冷戦期のイデオロギー対立に代わる世界戦略の中に環境問題が組み込まれていることも知っておかねばならない。第28節や第31節で見るように、ＩＭＦや世界銀行による途上国への融資条件がそれらの国の農業や森林を破壊しており、温暖化防止の二酸化炭素削減をめぐる国際会議でも表向きの環境保全とは別に原発推進や経済競争の思惑が働いていることはよく指摘される。米本昌平は冷戦後の環境外交と環境科学との複雑な絡みあいを報告し、日本のとるべき方向を提案したが、十数年を経ても日本の政治にその兆しもない。残念ながら国民の思考停止につり合った政治レベルのままである。

よく生きたいという願いは優しさである。その優しさをほんとうのよく生きる知恵にするのは思慮深さである。私の授業で一人の学生が「地球に優しく」より「地球に礼儀正しく」がよいと教えてくれた。この地球によく住みたいという願いも思慮深さとしての礼儀正しさを必要としているのである。

〈参考文献〉

槌田敦『自然保護運動はどこが間違っているか?』ＪＩＣＣ出版局、一九九二年
小田亮『ヒトは環境を壊す動物である』ちくま新書、二〇〇四年
沼田真『自然保護という思想』岩波新書、一九九四年
米本昌平『地球環境問題とは何か』岩波新書、一九九四年

すまいの倫理学全体に関する参考文献

K・S・シュレーダー＝フレチェット編『環境の倫理』上下、晃洋書房、一九九三年
C・ポンティング『緑の世界史』上下、朝日選書、一九九四年
小原秀雄監修『環境思想の系譜』全三巻、東海大学出版会、一九九五年
B・ルンドベリィ『視点をかえて』新評論、一九九八年
瀬戸昌之／森川靖／小沢徳太郎『文科系のための環境論・入門』有斐閣アルマ、一九九八年
H・スコリモフスキー『エコフィロソフィ』法蔵館、一九九九年
小坂国継『環境倫理学ノート』ミネルヴァ書房、二〇〇三年
B・ロンボルグ『環境危機をあおってはいけない』文藝春秋、二〇〇三年
和田英太郎『地球生態学』（環境学入門三）岩波書店、二〇〇二年
笹沢豊『環境問題を哲学する』藤原書店、二〇〇三年
鬼頭秀一／福永真弓編『環境倫理学』東京大学出版社、二〇〇九年

第二章　住みよさの悪しき追求

25　汚染、枯渇、生活破壊

公害という言葉は日本だけのものらしい。公益の反対を意味し、公衆衛生に対する害でもある。だがこれは自然災害ではなく、明らかに人為的活動、特に企業の営利活動によって引き起こされている。すでに明治時代に有名な足尾鉱毒事件があり、大阪の煙害スモッグがあった。一九六〇年代には四日市石油コンビナートに起因する多くのぜんそく患者が生じ、また、水俣病、イタイイタイ病など、当初原因が分からず地域の奇病扱いをされ、やがて原因が分かっても、不特定多数の被害者住民と加害者の関係をあいまいにする状況が続いた。人口密集の都会の高速道路での交通渋滞から起る大気汚染もなかなか改善しなかった。多くの住民運動は、利益優先の企業と欲望優先の文明生活と無策な政府に対して苦戦を強いられてきた。

こう見てくると、公害は、地方政府も含めて、本来企業活動や利便追求に対して抑制的に公共の利益を計るべき政治の怠慢から引き起こされる環境汚染と言ってよい。公的な役にあるものがその機能を果たしていないのである。人間は誰しも自然に住みよさを追求するが、それが他者の住みよさを害したり、自分たちの狭いすまいの範囲の外を汚染することにならないようにするのは、社会全体のしくみを構想する政治の義務である。私たちは、他者のすまいを害さずに住むには個人の生き方を律する努力とともに、大きく社会を改善するような政治を選び取らなければならない。

環境汚染と資源枯渇は、まず生物の弱者を襲い、次に社会的弱者を襲って彼らの生活を破壊する。その間、強い立場にいる者は痛痒を感じない。自分たちだけの住みよい場所を確保しようとする。なかなか地球全体が我が家であるとは受け取らない。ところが、ダイオキシンに汚染された野菜が流通していると聞くと、とたんにパニックになる。情けないことに、想像力のかけらもなく、火の粉が降りかかるまで分からないのである。

人間の所業による動物の激減や絶滅は、マンモス以来ドードー、ニホンオオカミや最近のトキに至るまで枚挙にいとまがない。動物の保護や愛護の思想は古くからあり、アメリカのイエローストーン（一八七二年）などの国立公園や「生物相条約」（一九三三年）などに実を結んだ。人間にはまだ余裕があった。汚染も枯渇も、害を被っているのは動物までであって、多くの人間に迫ってはいなかった。

一九六二年環境汚染を告発して大きく社会に取り組みを決意させた本が出版された。カーソンの『沈黙の春』である。彼女は、美しい自然に対比しながら鳥も鳴かない沈黙の春が忍び寄っていることを警告し、それがＤＤＴなどの塩素系の農薬による害であることを指摘した。害虫だけでなく、その他の鳥や動物も殺されるのである。しかも土に染み込んだ化学薬品は長く残留して害をあたえ、おそらくやがては人間にもはねかえってくるだろう。まさしく人間環境の汚染である。ＤＤＴは一九三九年にスイスのミュラーが開発し、哺乳類への低毒性のため夢の殺虫剤と呼ばれ、四八年ノーベル賞も与えられたが、その頃にはもうその残留性と慢性毒性の影響が現れていたわけである。時のケネディ大統領はこの本を読んでただちに特別の委員会を設置し、危険な農薬を禁止した。しかし、先進国の企業は南の途上国で相変わらずこれらの危険な農薬を平気でつくり、禁止されていない国で売り続けている。

樹木が茶色く変色したり枯れはじめて、森の民であるドイツ人が大騒ぎをしたのも一九六〇年代である。それに先立って北欧の湖では魚が消えはじめていた。それらの原因が酸性雨であることを一九六七年にスウェーデンのオーデン博士が明らかにした。火力発電所から出る亜硫酸ガス、自動車や工場から出る窒素酸化物が複雑な反応を経て酸性雨になったり直接河川の水に溶け込むらしい。川や湖では酸性の水がプランクトンを消し、魚の食料を断つ。樹木に対しては葉を傷めて窒息させ、土の中の養分の塩類を中和して成長をとめる。さらに土の中の金属成分と反応して有毒な物質となって根を傷める。欧州北部から北米やインド、中国、メキシコなど、世界各地で被害が出始め、先進国は急いで、発電所や工場に脱硫装置を義務づけたが、硫黄分の多い石炭を火力発電や家庭の熱源に使う国もまだまだ多く、解決に向かっているとは言えない状況である。

石油の枯渇という危機感と、地球がほんとうに限りある資源庫だという自覚を世界中に生じさせたのは、ローマ・クラブの報告であった。一九六八年に世界の経済界人と知的ブレーンがローマに集まって始まったローマ・クラブはアメリカの大学ＭＩＴの研究者に環境汚染と資源枯渇に関する調査を依頼した。一九七二年のこの報告書『成長の限界』によれば、石油は三一年、天然ガスは三八年で使い尽くされてしまう。食糧生産のための土地不足は二〇〇〇年をまたずにやってくる。もっともこれらの予想は、すべての人がアメリカ並みの生活水準を達成しようとするなら、という条件で出されている。だから、この報告は、依頼主の思惑を超えて、アメリカのような欲望追求は環境破壊を必ず招来するという警告になったのである。なお報告の著者筆頭のメドウズは『世界がもし一〇〇人の村だったら』の原本を一九九〇年に書いた人である。

当然、南北格差の世界ですべてが北の国の水準を獲得できていないから、この石油枯渇の予想は外れている。だからこの大げさな報告に動揺する必要はない、と楽観するか、それにしてもアメリカのような欲望追求はもうできないと危機感をもつか、立場は分かれるだろう。しかし、二〇〇〇年の一年間の全世界のエネルギー消費の石油換算八五億トンの内二五億トンを世界人口の五パーセントのアメリカが使っており、全人口が同じように使えば五〇〇億トンが必要になるという数字は頭にとどめておくべきである。

『成長の限界』は、地球の有限性を世界に示し、環境問題が本格的に国際的な政治や経済のテーマになるきっかけになった。この有限性に適応した住みよさの追求へと私たちの生活を転換すべきであることに誰も異義をはさめなくなったのである。地球規模の取り組みが迫られ、ストックホルムでの人間環境会議（一九七二年）から「世界保全戦略」（一九八〇年）、リオの地球サミット（一九九二年）を経て京都議定書（一九九八年）にいたる国際的活動につながった。もっともこれらは先進国の利益を損なわない範囲で進められており、そこに『成長の限界』の限界があるという批判もある。

環境問題で意外と論じられることが少ないのは、開発途上国で生じている生活破壊である。ここでは、人間の日々の暮らし方、住み方も地球というすまいも目に見えて破壊されている。石弘之は、世界中の森林破壊と砂漠化が人間の生活破壊と重なって起っていることを報告している。この問題は、世界の政治経済の弱肉強食を示すいわゆる南北問題でもあるが、それは第28節であらためて取り上げることにして、ここではその破壊のすさまじさを見ておこう。

まず生活破壊は都市の周辺部に増殖するスラムに表れる。三〇〇〇万を超える人口で溢れかえるメキシコシティから、サンパウロ、マニラ、バンコク、コルカタ（カルカッタ）、カイロ、ナイロビ、住民の九割がスラムに住むアジスアベバまで、世界中の大都市はスラムに呑込まれようとしている。水道もトイレも電気ガスもなく、およそ生活環境の備わっていない一帯に何百万という最貧窮層の人々が集まっている。掘建て小屋やテントに一〇人を超える家族が詰め込まれ、排泄物やゴミに囲まれ、汚物臭の中で暮らしている。雨が降れば泥水の中である。水や燃料を求めて一日が終わる。仕事もなく、ゴミ山から食べ物や換金できるものを集める人々も多い。少女たちがお定まりの売春に追い込まれる。

なぜこんな劣悪なところにわざわざ集まってくるのか。それは、農村部で暮らせなくなって、追い出されて都市に吸い寄せられるからである。農村では人口増大に合う耕地がない。というより、増える人間と家畜が緑を傷め尽くして耕地を減らしている。化学肥料が買えない途上国の農業は、自然の恵みの範囲内でその条件と折り合って行われてきた。伝統的な焼き畑農民はわずかずつ回復できるように山を利用してきた。しかし植民地支配から独立にいたる二〇〇年ほどのさまざまな社会的、政治的、経済的な人為的要因が重なって、条件を超える人口増加をもたらし、人々が燃料として木を切り倒し、焼き畑で耕地を広げ、休耕期間をおかずに連作を続け、家畜が残った若芽まで喰い尽くしてしまった。その結果自然は回復力を失い、緑を失った乾燥地帯や砂漠へと変わっている。ひとにぎりの大農園の支配で小作農が農村を追い出される国も多い。

国の施策で森林が破壊される場合もある。森林で覆われていたブラジルの東北部ノルデステはポルトガルの砂糖きび栽培プランテーションでの開発と砂糖を煮詰める燃料伐採によって約三〇〇年で砂漠化したが、政府は一九七〇年代からその地域の干ばつ被害者たちのアマゾンへの強制入植を計画し、農業適地の調査もなしに横断ハイウェイをつくって、沿道に入植させた。入植者は焼き畑で農業を始めたが、二、三年で養分がなくなり、次々と森林を切り倒すので、雨が表土を流し去って、荒廃地を広げ、結局その後十数年で北海道ほどの広さの森林が消えたと言われる。エチオピアでもタイでもほぼ同じ過ちが国家によってなされている。一九八三年のインドネシア領ボルネオ島の前世紀最大の山火事も強制移住者の焼き畑の火から起り、九州と同じ面積の熱帯林が消えた。

洪水と干ばつも多くの国で繰り返されている。これも森林の破壊から起るのである。森が腐葉土をつくり、土は養分と水を貯える。雨が降っても樹木と土が大量の水を含みながら、長い時間をかけて少しずつ川へと水を供給し続ける。開墾するとこの緑のダムが破壊され、土壌流出が始まるのである。雨期と乾期という気候の国では、雨期の大雨が農業に適した土をさらってゆき、後には乾期の日照りにレンガのように固くなる土しか残らない。毎年のように報じられるバングラデシュの洪水もガンジス川上流の森林消失のせいである。この土壌流出は世界中で起きている。それは平地の耕地が足りなくなって、傾斜のきついところまで開墾が進んだ結果、土が洗い流されるからである。ナイジェリア、中国などの大規模な流出だけではない。アメリカでもロシアでもオーストラリアでも、休耕をせずに過剰に生産を続け、養分と水を奪い尽くして土が乾いてしまうという大地収奪の結果、毎年地球上の全土壌の一％弱が失われてゆくと言われる。台風の風雨が大災害を起こすのも、木と土がなくなった大地を雨水が一気に流れ、洪水となって襲うからである。自然災害は決して自然に起るのではなく、収奪農業を続ける人間の狂った住み方から引き起こされるようになったのである。

こうした事例を知ると、自分達たちのすまいとして地球を住みよくすることが絶望的に思えてくる。すまいと生活を破壊するまでに追い込まれた南の人々の生活破壊は私たちにはまだまだ他人事である。アマゾンの森林が危険だとどこかで耳にしても、その裏に困窮した人々の生活破壊があることに思いが届かない。私たちがコーヒーや砂糖や綿製品を安く手にするそのために、地球の裏側の人々が強制的に農園を拓かせられ、その略奪農法で森林を消している。この節で取り上げた汚染、資源枯渇、南の国の生活破壊はまだ目に見えるものであるのに、それでも私たちの日々の生活に表れてくるまで、気づかない、あるいは気づかないふりをして平然としている。北の恵まれた私たちの住み良さの追求が回りまわって環境破壊をもたらしていることを薄々分かっていながら、この誤った住みよさを手放そうとせず、昔の生活にはとても戻れないとうそぶいている。

しかしもっと恐ろしいのは専門家にしか分からない目に見えない破壊である。これを次の節で考察しよう。

〈参考文献〉

R・カーソン『沈黙の春』新潮文庫、一九七四年
D・H・メドウズほか『成長の限界』ダイヤモンド社、一九七二年

石弘之『地球環境報告』岩波新書、一九八八年
石弘之『地球環境報告Ⅱ』岩波新書、一九九八年
石弘之『私の地球遍歴』洋泉社MC新書、二〇〇八年（講談社、二〇〇二年）

26 見えない侵害

ダマノスキの描く『奪われし未来』の冒頭は、地球の各地に不思議な出来事が続いて、無気味な何かがひたひたと人類を襲ってくるかのような戦慄を覚えさせる。この本は内分泌撹乱物質、いわゆる環境ホルモンの名を世界中に知らせた。環境ホルモンは、動物の身体内の様々な機能をほんとうにわずかな量で微調整している内分泌ホルモンとよく似た化学組成であるため、身体に取り込まれると本来のホルモンの代わりに勝手に働き、影響を及ぼしてしまう。

これの恐ろしいところは、直接ただちに身体に害を与えるのではなく、例えば、生殖機能に徐々に影響を与え、精巣を縮小させて生殖行動を取らせなくしたり、生殖能力を奪ってゆき、やがて子孫の繁殖を不可能にさせる、といった将来世代に関わるような間接的な害悪である。前節で取り上げたカーソンの『沈黙の春』の予見も、彼女は直接の害に注目していたけれど、今になってみると実は、環

境ホルモンの恐ろしさを描き出そうとしていたと言える。環境ホルモンの働きをする化学物質は無数にある。一九世紀からの化学工業は自然には存在しなかった合成物質を爆発的に生み出してしまった。カーソンの第一に指摘した殺虫剤ＤＤＴも直接虫を殺すだけでなく、致死量でなくとも体内に取り込まれてエストロゲンというホルモンのように作用して性発達を阻害するのである。絶縁のために電気器具に多用されるＰＣＢ（ポリ塩化ビフェニール）も性機能を撹乱する。

目に見えない恐ろしさはその濃縮にも表れる。環境ホルモンはごくわずかで影響を及ぼす。その濃度の単位は、よく聞くｐｐｍ（一〇〇万分の一）ではなく、ｐｐｂ（一〇億分の一）やｐｐｔ（一兆分の一）である。これはタンク車六六〇台のトニックにジンを一滴落とした濃度だそうである。これだけでも途方もない数値だが、自然に散らばった化学物質がこれよりさらに希薄であったとしても安心できない。環境ホルモンの多くは食物連鎖を通じて主に肝臓に濃縮されてゆく。例えばオンタリオ湖のＰＣＢの濃縮は、植物プランクトンの二五〇倍からマス二八〇万倍を経てセグロカモメで二五〇〇万倍まで濃縮される。アザラシの体内には海水中の濃度の何と三億八四〇〇万倍に濃縮されたＰＣＢが見い出されると言う。湖に一滴のＰＣＢでもやがて環境ホルモンとして働き出すのである。

ダイオキシンもまた環境ホルモンである。今もっとも解明が進んでいる環境ホルモンがＤＤＴ、二〇九種類のＰＣＢ、七五種類のダイオキシンというわけである。ダイオキシンはそれほど危険ではないとする反論がある。渡辺正は論じる。猛毒と喧伝されたのはその急性毒性だが、これは七万年分の食料に入っているダイオキシン全部を一度にとった場合のものであり、これは現実にはありえない。慢性毒性も、日本人の摂取量は厚生労働省と環境省の資料では一九七〇年代から半分以下に減り続けていて、母乳濃縮で危惧される乳児の摂取量でも、例えば因果関係のはっきりしているクロルアルネという皮膚炎の発症量にはるかに及ばない水準である。ゴミ焼却で注目されたが、もともと食品には六〇年代に大量に使われた残留除草剤経由で入ってくるので、全国で数千億円も費やして焼却炉を整備しても、塩化ビニールだけを犯人扱いしても、環境の中の汚染はあまり変わりない、と。

これに対しても賛否両論がある。疑わしいものは確証できない場合でも排除するという予防原則に立つのが当然で、しかもダイオキシンは毒性も塩化ビニールとの関係も明確だから、抑制されるものの先頭にきている、とする塩ビ製品とダイオキシンの規制論。塩ビからのダイオキシン発生は高温焼却で抑えられるのだから、後は費用対効果や政策の優先順位の問題であるとする過剰規制への批判論。しかし、ダイオキシンでもっとも注意されるべきは濃縮されて環境ホルモンとして働くことである。最近は特に胎児の脳発達に影響する甲状腺ホルモンの撹乱が指摘されている。そしてやはり、疑わしきは排除するという予防原則をここでも貫くべきであろう。

オゾン破壊の元凶フロンも開発されたときは夢の物質と呼ばれた。炭素とフッ素と塩素の化合物で無味無臭の気体または液体で化学的に非常に安定し、溶脂性があって、毒性、引火性もないため、冷蔵庫やクーラーの冷媒、様々なエアゾール剤、精密機器の洗浄剤、ウレタンフォームの発泡剤、フッ素樹脂原料などとしてアメリカのデュポン社から商品化された。この化学的安定があだになって、空気中に発散したフロンは対流圏から成層圏までそのまま昇ってゆき、強い紫外線によってようやく分解された塩素がオゾン層を破壊するのである。塩素はオゾンを酸素に変える触媒の役で、なかなか他の物質と化合しないため、一個の塩素が数万個のオゾンを破壊する。

オゾンは酸素と紫外線が反応して生成され、五億年前にできたオゾン層は降り注ぐ太陽紫外線を遮ぎって、陸上での生命活動を可能にした。フロンが商品化されたのが一九三一年、フロンがオゾン層を破壊することが解明されたのが七四年、南極上空にオゾンホールが発見されたのが八二年である。紫外線が直接地上に届けば、五億年間守られてきた生命は破壊される。DNAが変異を起こし、皮膚がんや免疫力の低下を招き、動植物の生態系にも予想できない影響を及ぼすと推定されている。このため一九九二年「モントリオール議定書」締約国会議で多くのフロンやフロンに臭素の加わったハロンを一九九四—九六年までに、代替フロンも二〇三〇年までに全廃することが定められた。身近なところでは冷蔵庫で冷媒がブタンなどに切り替えられている。ただし、すでに使われたフロンの回収は数パーセントにすぎず、日本政府が本気で取り組んでいるとは言えない。世界最大メーカーデュポン社は相変わらず販売を規制対象外の途上国で続けており、フロンの使用が増えていると言われている。さらにフロン以外にもクロロホルムや土壌消毒に使われる臭化メチルもオゾン破壊につながり、それへの対策はほとんど手つかずである。

見えない破壊の最後に地球温暖化を取り上げよう。一九九二年の地球環境サミットで締結された気候変動枠組条約以来、温暖化は環境問題の代表になった。その第三回締約国会議での京都議定書のせいで特に日本人にはなじみ深い話題である。しかし温暖化は暖冬などの印象でしか私たち素人には感じられないし、地球全体の気候変動は複雑すぎて気候モデルの数式の上に現れるものでしかない。現に一九七〇年代まで専門家は氷河期へ向かう地球寒冷化を予測していたのである。ほんとうに地球は温暖化しているのだろうか。温暖化の原因はほんとうに二酸化炭素なのだろうか。

住明正は気象学の専門家として、純粋科学的には温暖化しているとは断定できないが、さまざまなデータは温暖化を示唆している、と言う。また、その温暖化の要因として二酸化炭素を考慮しないとデータの示す気温上昇を今の気候モデルで説明することはできない、と想定している。専門家が慎重なのは、陸地や海洋、山岳や低地など地球全体の気温が実は測れていず、気候モデルを使って推測するしかないからであり、自然の長短期の変動と人間活動による変動が見分けがたいからであり、大気や海洋の影響を含む気候現象が極めつけの複雑系であることに加えて、地球の歴史という繰り返し実験のきかない現象が相手だからである。伊藤公紀は環境計測科学の立場から、二酸化炭素の温室効果よりもむしろ黒点変動や紫外線強度などに示される太陽活動と地球の気温との相関を示唆している。粗い筋だけをとると、太陽の磁場が強くなると太陽風が強くなって地球に届く宇宙線が減り、その結果雲量が減って気温が上がる、という連鎖があると推定し、気温変化と太陽磁場流束との見事な対応をグラフで示している。

もっと大胆に二酸化炭素犯人説も温暖化の環境破壊説も否定する物理学者槌田敦の反論を聞こう。ここ二〇〇年間で空気中の二酸化炭素濃度が増えていることも気温がここ二〇年上昇していることも事実である。ところが推定で人間活動などから出る二酸化炭素の内半分は植物や海水に吸収されている。槌田はまず、温暖化と二酸化炭素の濃度との因果関係が逆ではないかと言う。温度が高くなったから海水に溶けていたガスが放出された、と。南極の氷が溶けて低地が水没するという説も否定する。一、二度くらいの上昇で溶けるのは周辺部だけであって、逆に蒸発量が増えて雪や氷になる量の方が多いので南極の氷は増えるのである。これは先の伊藤も同じ指摘をしている。続いて温暖化は悪いことなのか、と反問する。実際世界の古代文明、日本の縄文文明の時代は平均気温が今より二度高く、一〇〇〇年前の中世も世界的に一度高かった。ともに植物が良く育って食糧が確保され、文明が発達した時期である。二酸化炭素が増えることも植物の成長にとってよいことである。住の本の中で松井孝典も、太陽光量が一億年で一パーセントずつ多くなって二酸化炭素濃度が減っているから、減り過ぎないような人間の関与も悪いことではない、と発言している。槌田は最後に、この二酸化炭素温暖化問題は結局原発推進のためのキャンペーンにすぎないと断罪する。しかし実は原発もその建設やウラン採掘加工、送電設備などに石油を使い、火力発電とほぼ同じ量の二酸化炭素を排出している、と。また彼は、オゾン破壊にはフロンよりもジェット燃料に含まれる塩素の方がはるかに量が多く疑わしいとも警告している。

さて、温暖化について懐疑的あるいは慎重な科学者の立場を私は尊重したい。世間で思い込まれている説に対する異論は、思考停止を揺り動かして私たちをより深い知恵に導くからである。例えば、二酸化炭素濃度と気温は比例するのではなく、濃度が二倍になると一・三度上昇するという対数関係になっており、また温室効果の九〇パーセントを担っているのは水蒸気であって二酸化炭素は五パーセントにすぎない、ということを知ると、二酸化炭素犯人説は科学というより政治の関与した問題であると見えてくる。時期的に冷戦後のあたらしい国家戦略として祭り上げられたのだという解釈もある。最新の報道では、地球温暖化を確証したとされるIPCC（気候変動に関する政府間パネル）の基本データがイギリスの研究者によって二〇世紀後半に気温上昇するようにねつ造されていたことすら分かってきた（クライメイトゲート事件）。しかし、人間活動が二酸化炭素を排出することに関しても放任できるか、と言えば、やはりそれはできないだろう。

たしかに因果関係は科学的に立証されていない。しかし立証されてから対策をとっても遅いのである。特に目に見えない侵害は気づきにくい。だから予防原則で手を打っておくことは必要である。住も伊藤も科学者の立場を離れて、政策的に二酸化炭素の排出減を唱えている。槌田の真意も小さな悪に目をくらまされて巨悪を見逃すなということであろう。それに二酸化炭素の急増は、温暖化と切り離しても、石油や資源の使い過ぎを明確に示している。科学的根拠の薄弱さを理由に京都議定書からの脱退を決めたアメリカは世界最大の資源浪費国なのである。その点で地球温暖化問題は、尾ひれはついたかもしれないが、現代人の安逸と浪費への戒めであり、警告として受け取るべきである。

この章で見てきた地球汚染と環境破壊は、私たちの住みよさの追求が引き起こしたものである。それはもはじめから誤っていたのではない。技術の開発は善悪と無関係に進展するし、それを生活に生かすとき決して悪い意図で用いたのではない。しかし、人間は結局見通す力をもっていないのである。悪い影響のない良いことだけに見えた文明の利器が後々私たちのすまいを住めなくなるまでに荒廃させる。ちょっと便利なものが取り返しのつかない害を及ぼす。二〇世紀を通じて繰り返し誤っていたことを痛感させられてきたはずである。人間は頭を使わなければならない、文明の利器の開発にばかりでなく、利便性の追求が我が家を住みにくくしてしまわないかどうか、に対して。次章では我が家のすべての住人に目を向けることをしてみよう。

〈参考文献〉

T・コルボーン／D・ダマノスキ／J・P・マイヤーズ『改訂版　奪われし未来』翔泳社、二〇〇一年（初版一九九七年）
宮田秀明『ダイオキシン』岩波新書、一九九九年
渡辺正／林俊郎『ダイオキシン　神話の終焉』日本評論社、二〇〇三年
住明正『地球温暖化の真実』ウェッジ、一九九九年

伊藤公紀『地球温暖化』日本評論社、二〇〇三年
槌田敦『エコロジー神話の功罪』ほたる出版、一九九八年
丸山茂徳『「地球温暖化」論に騙されるな！』講談社、二〇〇八年
田中優『地球温暖化／人類滅亡のシナリオは回避できるか』扶桑社新書、二〇〇七年
赤祖父俊一『正しく知る地球温暖化』誠文堂新光社、二〇〇八年

第三章　共に生きる作法

27　いのちのリレー

共に生きると言うと、みんなで楽しく、互いに優しく生きてゆく姿が思いうかぶだろう。たしかに生物学の術語としては、共生は異種の個体が互いに害を与えずに両方あるいは片方が益を得て密接に一緒に生活することである。しかし、地球上の全生命の共生はそうではない。宮沢賢治に『よだかの星』という話がある。毎日無数の虫のいのちを奪わなければ生きてゆけない自分に絶望する鳥の姿を描く。このよだかの生きる現実は私たちすべての動物の宿命である。私たちのいのちは他のいのちの犠牲の上にはじめて可能になっている。共生とは互いに他のために死ぬことでもある。

エコロジーはもともと生態学という食物連鎖を含む生物の他の生物に対する関係の研究からはじま

った。ある種の動物にとって喰う喰われるさまざまな動植物との関係がその環境を形づくり、それらが重なりあって全体として地球上のいのちのつながりが総観される。人間という種はこの食物連鎖の頂点に位置して、喰われることがなくなった。純粋に生物として見れば本来は、それほど強い力はないから、猛獣に殺されることもあったし、死ねば微生物などを生かすことになっていただろう。しかし文明を築き上げ、他の動物を犠牲にするが他の生物の食糧として役立つことはなくなった。そして現代の生活の場面から、動物が殺されて私たちの口に入るまでの経路が見えなくなって、私たちが生きるために他の生物が死んでいるという意識すら希薄になってしまったのである。

鳥山敏子『いのちに触れる』は、子どもたちにそのいのちのリレーを見つめさせる教育実践の記録である。小学校で、ニワトリをひなから大事に育て、成長したら殺して食べる。酷すぎると非難する人もいるだろう。でも何がほんとうに酷いことだろう。スーパーの棚に並ぶ肉のパックの向こうに、飼育家や屠殺に従事する人たちがいて、血を吹いて殺されてゆく動物たちがいることを想像すらできなくなっていることこそ酷いことではないか。食べ物にうまいまずいの反応しかせずに食べ散らかし、他方でペットを可愛がっても、それは動物に優しいことにはまるでならないだろう。遊牧民は羊を殺すと、感謝を捧げながら余すところなく利用する。日本の沿岸漁の鯨食文化も人間のために殺された鯨を祀り、捨てるところのないように最後まで大事に食べさまざまな部分を活用する。ご飯粒ひとつでもいのちであったから、農民への感謝とともに、親は子どもに食べ残すことを禁じた。「いただきます」という食事のときの言葉は他のいのちを我が身にいただくという意味であった。それが今日本では毎日途上国の人々の数千万人分にあたる食糧を残飯として捨てている。

パスカルが「私のひなたぼっこの場所、全地上の横領のはじまりと縮図」という不思議なことを言っている。私が陽にあたって空気を吸っている、そのごく普通のことの陰で誰かの何かが妨げられている。私たちが地球で他の生物たちと一緒に住むということは、上述の食物関係だけではなく、他のいのちの無数の犠牲や助けのもとで成り立っている。このことは気づきにくいし、仏教だったら縁起と言うだろうが、これは決して宗教的な秘密ではなくて、毎日の生活の事実なのである。私が踏みしめたことによって土の中でどれだけのいのちが死んでいるか想像できるだろうか。第一章で見たように、そのことを無視して生物の生存権をもちだしてもおこがましいと言うしかない。

以上がいのちのリレーの最初の意味である。いただいたいのちは私の中で生かさなければいけない。それは、私のために奪われたいのちをいつも思い出してまず精一杯に生きることである。次にいのちを再生産してゆくことである。これは、私たちにとっては人間のいのちの存続であり、いのちのリレーの第二の意味になる。

ヨナスは「責任」の根源的な意味は、次の世代を生み出すことだ、と言う。個人的な感覚から言えば、生まれた子どもに対する親の養育保護の義務が責任の原形である。しかし、「世界に人間が存続すること」と「人間が住むにふさわしい世界」が存在することは、地球破壊の現状では、当然の所与の事実と考えることができなくなって、人間の義務になったと言うのである。養育保護を含めて人間の一切の義務が成り立つためには人間が存続していなければならない。だから新たな義務は「すべての義務づけの第一前提を確保せよ」と命じる。それは、証明不可能な形而上学的公理であり、同意するかしないかの思想的決断である。ただし、世代間倫理（ヨナスは未来倫理と言う）のそれ以外の命題すべてがそこから生じる原理なのである。

人間の存続は人間総体の義務である。個人が自分の未来を賭けて死んだり破滅することは許容できるが、人類全体の生命を賭けることは誰にも許されない。だから先の原理から「こうした存在のためのさまざまな条件が無傷のまま残るように物理的世界を保全せよ」という義務も生じるのである。前節に出てきた好ましい予測より好ましくない予測を優先するという予防原則も同様である。これらは、個人間の権利と義務の相互性で成り立つ従来の倫理では扱えないとヨナスは言う。

その相互的ではない責任の原形が親の子どもに対する義務である。ヨナスは否定的だが、私は第4節で見たカントの定言命法にその形式は出ていると思う。それは、子どもが可愛いからとか、将来自分たちを扶養してくれるから、といった仮言的条件から育てるのではなく、見返りを求めない無条件の命令である。もっとも、多くの親は命令や義務というより自然の感情から出発するだろうが、条件つきではないというところが重要である。これは明らかに子どもの権利に応じるものではない。自立する力のない者への一方的な支援である。幸せで考えるなら、自分の幸せではなく、子どもの将来の幸せを願うことである。これはまた、加藤尚武が紹介するように、相互性の別の捉え方と見てもよい。すなわち、過去の世代の恩を未来世代にお返しするという「一方的自発的自己犠牲の相互性」である。幸せのやり取りが同世代でなく、世代間のリレーになるのである。これがいのちのリレーの第三の意味である。

このいのちのリレーが第二の意味にどう根拠づけられるかはヨナスの残した倫理学上の理論的課題であるが、すまいを住みよくしようとする私たちの日々の生き方には次のように取り入れることができるだろう。すまいの範囲を思考の上で地球大に広げる必要があったように、私たちは今、親子の一方的相互性を未来世代全般にまで広げなければならない。子どもの将来がその「よく生きたい」を実現できるように親ができるだけの配慮と尽力をなすように、現在世代は未来世代の生存条件に配慮して将来のすまいがより住みよくなるように世話をすべきである、と。

これに対して、未来世代の価値観が変わるかもしれず、その住みよさを現在世代が代弁することはできないという批判がある。それはまったくその通りであるが、いのちのリレーは、バトンタッチするまでの義務を言っているのであって、次の走者の走り方を取り仕切るわけではないから、的外れな批判である。一方的ということは、その評価が次の世代に委ねられるということでもある。カントの定言命法に基づく「正しく生きたい」も正しさの保証はなかった。私たちの未来への配慮が正しいかどうかも確定はできない。ただはっきりしていることは、私たちの現在の住まい方は現在世代にとっても害を及ぼすほどになっており、それが未来世代には歓迎されるとはとうてい考えられない、ということである。しかも、この世代間はどこかで切れ目があるような固まり同士ではなく、親子の積み重ねで徐々に移行してゆくのだから、私自身の住みよさと幸せの追求と切り離されるものでもない。食糧やエネルギーがなくなれば生存できないということは現在とか未来に関わりがないだろう。それは未来世代の権利とは無関係に言えることである。

問われているのは私たちの今の生き方である。自分たちのすまいを破壊し、未来世代どころか自分たちの生存までも脅かすと明らかに予想される住み方を続けてよいのかということである。住みよさの追求をやめるのではない。地球全体のすまいを将来も快適にするような住み方を考え出さねばならない。幸せを生むかどうかという結果論的な功利主義と異なって、義務論的なカント倫理学は、結果よりも、今自律的に考慮しているかどうかを優先する。もちろんそれは幸せを否定するのではなく、考慮の内には次世代の幸せを願う気持ちが大きく入っている。しかしまた子孫に「美田を残さず」という考慮もありうるのである。このように、幸せよりも正しくあろうとする思慮深さに重点を置くところに、いのちのリレーの三つの意味を総合する視点が可能になるだろう。

いただいたいのちに思いを広げることは、他のいのちの不幸せの上に自分の幸せが成り立っていることを痛感することである。そこから逆に、自分の過剰な幸せの追求が他のいのちのそれ以上のいたずらな不幸せをもたらしてはいけないという「正しさ」への義務が生み出される。それは、自分にばかりではなく、ヨナスの言うように未来の人間にもその義務を望むことでもある。未来の人間にも人間以外のいのちやさらにそのまた未来の人間への配慮を私は強く望む。私はそのためにも自分にその資格があるかを問い、その資格があるようにふるまいたい。現在世代に対しても私の考えた正しさへの参加を呼びかけたいと思う。

このような思想に一切意味を認めない人もいるだろう。人間が死に絶えることが地球を救う唯一の道だと言って、そこで思考停止してしまう人もいる。現在の狂ったような欲望追求は人間の欲望の本性から言って止めることはできないと諦める人もいる。人間は自分の幸せしか気にしないのだから他のいのちのことなど所詮おためごかしだと居直る人もいる。谷本光男は先行理論を検討してそのような人を説得するには想像力に訴えるしかないだろうと述べている。いのちのリレーはそのような人も含めて新しい共同体のルールを考えてゆくための糸口のひとつである。それはまだ作法にすぎない。これを社会を動かす思想にし、異なる生き方を選ぶ人々を包含する強靱なしくみにしてゆくことが課題である。

〈参考文献〉

鳥山敏子『いのちに触れる』太郎次郎社、一九八五年
森達也『いのちの食べかた』ＹＡ新書　理論社、二〇〇四年
Ｈ・ヨナス『責任という原理』東信堂、二〇〇〇年

Ｋ・Ｓ・シュレーダー＝フレチェット「テクノロジー・環境・世代間の公平」（Ｋ・Ｓ・シュレーダー＝フレチェット編『環境の倫理』上、晃洋書房、一九九三年）
加藤尚武『環境倫理学のすすめ』丸善ライブラリー、一九九一年
谷本光男『環境倫理のラディカリズム』世界思想社、二〇〇三年

28　私たちのくらしと南北問題

世界の人口の内、恵まれた二割が資源エネルギーの八割を使っている。そのようなすさまじい偏りを『世界がもし一〇〇人の村だったら』という本で感じた人も多いだろう。富の偏在とそこから生じる一切の不公正な問題を南北問題と言う。地球の北半球に富んだ国、南半球に貧しい国がほぼ配置されるからである。第一章に書いたように、地域ごとの範囲に生活が収まっていた時代と違って、今では全人類が地球というひとつのすまいを同じくする運命共同体である。それなのに生産と消費と廃棄の偏りが広がるばかりである。すまいのあり方としての南北問題を考えなければならない。

まず、食糧の偏り。北では余り、南では不足している。北で自給率四割の食糧輸入大国である日本は例外的な国であり、先進国はおおむね農業国でもあり食糧輸出国でもある。南の貧しい国はおおむ

ね食糧輸入国である。ところが資源もなく工業製品を輸出できないその南の国が農産物を輸出している。どうしてこんな奇妙なことが起っているのだろうか。

それは、長い歴史的な経緯から、食糧を生産できず、換金作物を作らざるをえなくなっているからである。これらの国では植民地時代に単一の商品作物だけを大量につくるモノカルチャーのしくみができてしまった。独立した後もごく少数の特権階級である大土地所有者が旧宗主国や世界支配の企業と結託して、モノカルチャーを強めてきた。スーダンやニジェールの綿花、ガーナのココア、スリランカの紅茶、セネガルのピーナッツ、モーリシャスの砂糖きび。私たち北の人々の不可欠とは言えないこの嗜好品のために、南の国では自分たちの食糧をつくれない。農業にもっとも適した土地は外貨獲得の商品作物のために占領される。プランテーションである。嗜好品であるので価格はひどく不安定で、二〇世紀後半多くの商品作物の価格は低迷するか下降して、増産のために、残っていた食糧用の農地まで商品作物に切り替えるという悪循環にますます陥っている。

私たち日本人と密接なのがフィリピンのバナナである。一九七〇年代金持ちになった日本市場に目をつけたアメリカの世界企業デルモンテ社やドールブランドのキャッスル&クック社、日本の住友商事が契約栽培をもちこんで、フィリピンに自分たちの食糧を犠牲にするバナナ生産をひろめた。ところが日本の景気に左右される契約で、売れなくなって農民は逃げ出し、後にはこれら大企業と結託した大農園主だけが残ることになった。私たちは国産のどの果物より安いバナナに恵まれている。フィリピンでは農奴化した農民が高い米国産の小麦を買っている。日本人の大好きなエビは、タイやインドの水際のマングローブ林や農地を転換した大規模な養殖田からやってくる。バナナや海老フライを食べるとき、どれだけの人が南の生活破壊や森林破壊に気づいているだろうか。

このような食糧の偏りを拡大しているのは農業の工業化と言うべき前世紀後半の世界的動きである。それは、「緑の革命」と呼ばれた収量を飛躍的に伸ばす品種改良によって始まった。しかしこれは大量の化学肥料や農薬をつねにつぎ込まなければならず、それらを買える農民と買えない農民の差を拡大した。さらにアメリカが世界戦略として押し進めようとしている遺伝子組替え作物の押しつけや種の特許化も、農業の機械化、工業化を進めて格差を拡大するし、作物の選別少種化は環境の変化に対応できずに全滅する危険をもたらす。また、北の肉食志向が南の穀物を奪っている。人間は二二〇キログラムの穀物に相当する食糧と必須アミノ酸があれば一年間生きてゆける。単純に計算すると六〇億人の人口は一三・二億トンの穀物があれば飢えずにすみ、そして現在世界中で穀物だけで二〇億トン弱が生産されている。しかし、北では牛肉を得るため人間が食べられる一〇倍近くの熱量の穀物を費やしている。ハマチを何倍ものイワシで養殖している。要するに贅沢な食事のために、飢えた人々を満たすはずの食糧を奪っているのである。

国際通貨基金（ＩＭＦ）と世界銀行が北の代弁者として、ここで見てきた南の悲劇を拡大したことは一九九七年のアジアの通貨危機でも知られはじめた。戸田清によれば、南の国は融資を受けるとき

ＩＭＦから構造調整プログラムという条件をつけられ、福祉、教育、健康、食糧補助金などの非生産的支出を削減させられ、労働者の賃金を抑えさせられ、食糧生産を犠牲にする換金作物を強制される。世界銀行の融資する巨大プロジェクトが環境を破壊し、住民を追い出して都市スラムに追いやっている。このような北の戦略（ワシントン・コンセンサス）にとって好都合なのが開発独裁と呼ばれる南の独裁政権であり、特にアメリカは表では人権外交を掲げながら、裏では南の民主化をさまざまな手段で妨げている。

次に、汚染の偏りがある。公害産業の輸出とも言われる数多くの例を戸田は挙げている。例えば、スイスの化学製薬会社サンドは一九八六年有機リン系農薬のライン川流出事故を起こした後、有機リン剤生産をブラジルとインドに移した。フランス国営企業ローヌ・ブーランも一一カ国で使用禁止になっている急性毒性のもっとも強い殺虫剤をアメリカのウェストバージニア州のアフリカ系住民居住地区でつくり、禁止されていない七〇カ国以上で販売し続けている。環境対策や労働条件整備の遅れた国に、コスト削減も兼ねて自国よりも安全に配慮しない技術で危険な工場をつくる。その最大の事故はアメリカの多国籍企業ユニオンカーバイド社のインド・ボパール工場での一九八四年のダイオキシン漏出である。死者は三五〇〇人から一万六〇〇〇人まで推定され、五〇万人以上が被災した。日本の川崎製鉄も一九七〇年代、製鉄過程のもっとも公害を出す部分である焼結工場をフィリピンにつくった。三菱化成も、日本で規制強化された放射性物質汚染を伴う希土類生産の工場を一九七三年にマレーシアにつくり、はたして放射能汚染を引き起こして裁判になり、撤退した。

あろうことか人体実験や健康を害する商品まで輸出される。低所得者を対象に経口避妊薬の臨床試験を行っていたアメリカの企業は自国ではできなくなり、一九五〇年代にプエルトリコやハイチ、ユーゴスラビア（当時）などで行うようになった。医薬品情報を自国や北の国と南の国とで違えて流す製薬会社もある。適応症を不当に拡大し、副作用情報は不十分にしか伝えない。また、アフリカの多くの国で最大の犯罪企業と言われるスイスのネスレ（ネッスル）社は、自社の粉ミルクが母乳より優れているかのように宣伝して、哺乳びんの消毒もままならない国々で低所得の人々にとてつもなく無理をさせて買わせ、識字率の低さから十分な情報のないまま薄めすぎたミルクでの栄養不足や感染症で赤ん坊を死なせた。そのせいで一九八〇年ごろには母乳であれば助かったはずの約一〇万人の乳児が毎年亡くなったと言われる。タバコが北の多くの国で健康を害するために、広告を規制されたり、税金を高くされて売りにくくなっているのはよく知られている。アメリカでは健康保障裁判で天文学的な賠償が命じられている。このためアメリカのタバコ企業が合衆国政府と一体となってとった戦略は、まず日本やタイ、韓国の市場解放、次いで東欧諸国や中国やインドという巨大市場への進出であった。

産業廃棄物も経済的に弱いところへ押し寄せられる。住民一四〇〇人の過疎の島、香川県豊島への二五年にわたる不法投棄は大きな話題になった。関西地方では伊賀上野への集積が有名である。三重県は二〇〇二年県独自の産業廃棄物税で規制にのり出した。原子力発電所もそこから出る放射能廃棄物も押しつけの対象である。なぜ東京につくらず過疎地につくるのか。危険だからである。電力会社も政府も何か起った時の被害者の規模で立地を決めているとしか考えられない。危険な廃棄物は国を超えて輸出される。日本の電気製品や電子機器が中国に送られて、解体の間に鉛やカドミウムの公害を生んでいる。有害廃棄物の輸出入を規制する「バーゼル条約」（一九八九年）がある。日本も国内法をつくって一九九三年に批准した。だから、日本の業者は多くの廃棄物を原材料と偽って輸出している。

以上のような健康汚染をはじめとする汚染の押しつけや輸出は上記の開発独裁と同様、自分たちとそれ以外とで異なった情報や規制を立てるまったくのダブルスタンダードであり、序論で述べた正しさの条件である普遍性にはずれた不正にほかならない。

さらに、いわば早い者勝ちの偏りがある。北の国が大量生産、大量消費、大量廃棄の文明生活をさんざん享受した後に、南の国が同様な生活を望んでも、それは可能ではない。前節で見た世代間の問題と同じ構図がここに現れる。

例えば、捕鯨の歴史を見ると、ヨーロッパ近海の乱獲の後、一八、一九世紀に大平洋と大西洋のクジラを大量に取り尽くしたのはアメリカであった（現在のアメリカ人はほとんど知らない）。石油以前の灯油として鯨油を絞るためであり、油だけをとって後は海に投棄していた。最盛期には年一万頭を捕っていた。ペリーが日本にやってきたのは捕鯨船団の補給基地が必要だったからである。これも乱獲枯渇と石油発見によって一九世紀末には終了した。二〇世紀が開けてノルウェーから始まった南洋捕鯨は最盛期年四万頭以上を捕ったが、クジラに用のなくなった欧米によって八〇年代に商業捕鯨は全面禁漁に追い込まれた。最大の捕鯨国日本は戦後の食糧不足をクジラによって補ったが、やはり乱獲のそしりは免れない。もう調査捕鯨は止めて、伝統的な沿岸捕鯨だけに限定したほうがよい。

もう乱獲や浪費は許されない、と先行して乱獲や浪費を行った者や国が指摘する。後から続こうとする者や国は割り切れない思いである。だがたしかに先行者がというより、環境がもうそれを許さないのである。現在の途上国は将来当然、自家用車や冷暖房など快適な居住空間を目指すだろうが、北の恵まれた少数の先進国にだけ可能だった資源の浪費はもうできない。技術の進歩が、浪費ではない異なった方式で、同様の生活水準を可能にする、という考え方もあるだろう。しかし、飽食で運動不足、生活習慣病に悩むところまで同じくなる必要はない、つまり環境負荷の少ない異なった健康な生活を考え出す方がよい、と思う。さんざん浪費をした北の人間は、そのような不公平ではない生活を構想し提案する義務があるだろう。地球に住まうことは、捕鯨と違って、きっぱりと止めてしまうことができず、先行者も後行者も同じすまいに住み続けねばならない。だから、ぜいたくをし続ける者が他者にぜいたくを止めさせることはできない。ぜいたくはもう誰にも許されないのである。北も南も同じ条件で同様の賢い住み方が構想されなければならない。

共に生きる作法の内、世代間倫理以上に現在世代の中の南北問題の方が深刻ですぐに取り組まなければならないだろう。北による南の経済的政治的支配構造こそが砂漠化をはじめとする地球破壊を生んでいる。自然破壊は生活破壊から起り、生活破壊は国際政治と国際経済が惹き起こしているからである。これは、環境問題に収まらず、戦争や外交などのもっとも人間くさい営みであるように見えるが、しかしまさに住まい方の問題である。南の飢餓や汚染や独裁は、南が我が家ではないとみなす限りでのみ、北の自分たちと没交渉の出来事であることができる。環境問題はすぐれて政治的な課題である。自然破壊への危機感は、優しさの感情から思慮深さへと進み、さらに再び、不公正な国際情勢への憤りの感情へと高まらなければ、ほんものではない。

〈参考文献〉

池田香代子再話『世界がもし一〇〇人の村だったら　総集編』マガジンハウス文庫、二〇〇八年（マガジンハウス、二〇〇一年）
石弘之『私の地球遍歴』洋泉社MC新書、二〇〇八年（講談社、二〇〇二年）
鶴見良行『バナナと日本人』岩波新書、一九八二年
S・ジョージ『なぜ世界の半分が飢えるのか』朝日選書、一九八四年
浜田和幸『食料争奪戦争』学研新書、二〇〇九年
戸田清『環境的公正を求めて』新曜社、一九九四年
槌田敦『エネルギーと環境』学陽書房、一九九三年

広瀬隆『東京に原発を！』集英社文庫、一九八六年
別所珠樹編『日本人の知らない地球環境汚染』宝島社新書、二〇〇二年

第四章　すまいのしくみ

29　地球の大循環

緑の枯渇やダイオキシンなどで右往左往している間にすっかり見失われてきたのは、地球のいのちを支えるしくみである。地球はどのような原理でいのちを養っているのか。すべての環境問題の議論はほんとうはこの大本をしっかりと理解することから始まらなければならなかったのである。瀬戸昌之たちの本はこの点をしっかり踏まえて、しかも社会政策的な視点も加えた優れた入門書であるのでお勧めしたい。

しかしここでは地球の原理を明快に示した槌田敦『エコロジー神話の功罪』を取り上げる。彼はいのちの前提となる地球物理の基本を説く。

内燃機関に喩えられる地球には、太陽光という唯一の燃料が与えられ、廃熱だけが宇宙空間に出てゆく。これが原理の原理である。この入力と出力のバランスが崩れずに、いのちに最適な恒常的温度が保たれている。超低温の惑星や灼熱の惑星にならないでいるのは実は驚くべきことである。それは熱（エントロピー）が常に放出されてゆく地球機関のしくみによる。すなわち、太陽エネルギーは入ってから出てゆくまでにまず、大気の循環を生む。これは空気が透明で光が最初に地表を暖め、その後に空気が暖まるので可能になる。熱が宇宙空間に出てゆくのにもこの大気循環の絶妙なしくみが働いている（空冷機関）。この循環に助けられて水の循環が起る。雲、雨、地下水、川、海の水である。水の蒸発はやはり地表の熱を冷やし、熱地獄になるのを防いでいるのである（水冷機関）。大気と水の循環には、偏西風や海流のように、地球の自転運動の影響も加わる。さらに水の循環は、栄養の循環と食物連鎖を可能にする。その基本は、土から植物が生まれ、動物がそれを食べ、その間両者が酸素と二酸化炭素のやり取りをし、両者の死骸を微生物が分解して土に戻す、というものである。生命活動から生まれる熱、特にゴミである死骸を消し去る分解発酵熱も大気循環によって最終的に地球外に排出されている。物ではなく、熱しか地球からは排出できないということも重要な原理である。

いのちの直接の条件である養分（リン、窒素などを含む有機物）の循環を動かすのは水と動物である。水は養分を溶かして地表の高いところから低いところへ運ぶ。それだけでは深海底に溜まるだけになる。しかし、海流による海水の湧昇が養分を海面近くに戻し、後はプランクトン、魚、鳥、けもの、という食物連鎖になり、特に鳥が高い山の上まで種と養分を運ぶ運搬者の役を果たしているのである。槌田は別の本でも、江戸時代の驚くべきはげ山の回復法を紹介している。それは、木を植えたいところにひえや麦をまく方法である。そこに鳥が集まってきて養分と木の種の入った糞を置いていってくれるのである。全国に広がった水田もまた、水中の小動物、虫、鳥を養って、戦国時代の荒廃した自然を回復する手立てとなった。もちろん五〇年一〇〇年という長い見通しの策である。また矢田浩は、鉄といのちの星地球との深い結びつきを語り、海の中の鉄分が地球温暖化の解決を可能にするという驚くべき論点を提起している。現代人は合理性という名のもとで、こういういのちとすまいのしくみを忘れ、自然の循環の時間尺度を忘れてしまった。

これに関連して二つの話を紹介する。富山和子は、早くから水田のもつ環境保全の力を力説してきた人だが、ここでは魚を森が養う話をしている。戦争で日本の山が荒廃した結果、下流域の海も荒廃した。なぜか。森は土をつくり、土（微生物）は植物動物を分解して養分をつくり、それを森が貯えた水と共に徐々に川に流し、水は途中で水田や畑で使われながら養分を貯えつつ海に入り、プランクトンや海藻を育て、魚を増やしている。このつながりが断たれたのである。このつながりは昔から漁民には知られた話だったそうだが、自然から切り離された現代人には驚くような話だった。今いくつかの地区で沿岸漁業を蘇らせるために漁民が上流域に木を植えにゆく運動が起っている。富山は森林の世話を強調し、自然を守るとは自然を利用することであり、自然の再生産のサイクルに人間も少しはお返ししようとすることが農林漁業の本来の姿だと述べている。

もうひとつの話は、日本人には知られていないが世界的に有名な自然農法家福岡正信の種だんごの話である。彼は砂漠の緑化に信じられないような手を使う。五〇も一〇〇もの種類の草木の種を粘土と混ぜ合わせ、それをだんごにして、ときには飛行機から、砂漠にばらまくのである。考え方はこうである。自然は人間の知恵の及ばない複雑なもので、わずか数十センチ離れたところでもう微妙に生育条件が変わる。しかし一〇〇種類もの種の中にはその条件にふさわしいものが必ずある。それが根を張るのだ。中には数年も地表には芽も出さず、地中深く根を伸ばし続けて、ついに水を探り当てるものがある。そうして生き残った草木はやがて水を空中に蒸発させるようになる。雨は空から降るのではなく、土から生まれるのだ、というわけである。

これらの話はすまいとしての自然に深く学ぶ人の知恵を教えてくれる。社会主義の計画経済が複雑な経済のしくみに人間の浅知恵でたち向かって失敗したことを私たちは見たばかりだが、経済よりも比べようもなくはるかに複雑な自然に対して今なお、人間の単純な技術で何とかできると思い込んでいる人がいる。だが私たちにできるのは、すまいのしくみを可能な限り探り、それに沿うような世話の仕方を工夫することだけである。しかし、自然のままで放り出せばよいということではない。たしかに、人間がまったくいない地球だったらそれでよいだろう、というよりそれ以外にありえないが、この自然には人間が住み込んでしまっているのである。人間がすまいの一員として営みを始めてしまった以上、この人間の加わった自然という水準ですまいのしくみを考えていかねばならない。それは環境問題の大原則として第一章で力説したことである。

だから次に、上記の大循環に則った人間の活動を取り上げる必要がある。工業社会になるまで、人間の生活は自然のしくみに従わざるをえなかった。しかしこれは循環に収まっていたということではない。人間はつねに循環から逸脱した。森の再生産の力を超えて木を使い尽くした。山羊を放牧して草木の芽を喰い尽くさせた。灌漑による塩分集積で畑地を砂漠化した。ところが、工業社会はこれに輪をかけて、循環からはみだすことになった。大量生産、大量消費、大量廃棄の規模がまず循環に収まらない。石炭、石油が太陽エネルギーの枠を超えている。これらは数億年前の蓄積された資源であり、毎年注ぎ込んでいる太陽光の供給外のものだからである。

この地球というすまいによく住むための原則は、内燃機関のしくみである大循環に収まる生活をすべきだということに尽きるのである。まず生活（生産消費）のためのエネルギーを太陽光のいわば経常経費の範囲で間にあわせ、石油や天然ガスのような過去の貯金に頼らない。廃棄物は、分解して土か養分に戻るもの以外は熱にしなければいけない。物のままでは宇宙に排出できないからである。次節ではこの廃棄物とエネルギーについて考えよう。

〈参考文献〉

瀬戸昌之／森川靖／小沢徳太郎『文科系のための環境論・入門』有斐閣アルマ、一九九八年
槌田敦『エコロジー神話の功罪』ほたる出版、一九九八年
槌田敦『エネルギーと環境』学陽書房、一九九三年
矢田浩『鉄倫理＝地球と生命の奇跡』講談社現代新書、二〇〇五年
富山和子『環境問題とは何か』ＰＨＰ新書、二〇〇二年
福岡正信『増補新装版　自然に還る』春秋社、一九九三年
木村秋則『リンゴが教えてくれたこと』日経プレミアシリーズ、二〇〇九年

30　ゴミ問題と代替エネルギー

人間の生産活動が前節で見た地球の大循環に収まっていれば、ゴミ問題は発生しない。これが原則である。石川英輔が紹介する江戸時代は、生活がそっくり自然の循環に組み込まれた完全なリサイクル社会で、ゴミは水や土の中で分解されるか、燃やされて廃熱になって自然に戻っていた。江戸時代にそっくり戻れないことは確かであるが、この循環型社会の知恵は、現在に生かせるように学ぶ必要

がある。

現在のゴミ問題は、循環からはみ出るために廃棄物のままで残ってしまうという問題である。循環にのれば、それはもうゴミではなく資源になるのである。例えば、工場生産の一行程で出た廃棄物が別の行程で利用できれば、それは原料に変わる。徹底した行程管理でゼロ・エミッション（廃棄物をゼロに近づけること）をめざす企業、工場も出始めた。ところが私たちに身近な家庭ゴミは、多種少量であるため、これが難しい。

生ゴミは土に戻せたらよいが、都会には、特にマンションに暮らしていればその土地がない。コンポストや最近の生ゴミ処理器で肥料にしても、それを使う家庭菜園すらない。ここでは農業生産と消費が離れ過ぎているのである。ディスポーザーで砕いて下水道に流すのは最悪である。形ある有機物を分解発酵して養分に戻すのは土の中の微生物であり、川や海の中の微生物では能力を超えるからである。企業の生産過程で出るものや外食産業の生ゴミはある程度種類や量がまとまっているため、二〇〇一年からの食品リサイクル法で徐々に再生利用が始まっている。しかし年間約二〇〇〇万トンの生ゴミの半分を占める家庭からのものはほとんど焼却に回っている。

混ぜればゴミ、分ければ資源、とよく言われる。分別収集が重要である。比較的よく行われているのは、新聞紙、段ボール、紙パック、アルミ缶、スチール缶、ペットボトル、発泡スチロールパック、ガラスびん、などである。スーパーなどで回収箱を設けているところもある。自治体の分別収集は、資源回収よりも、少しでも焼却と埋め立ての分を減らしてゴミ処理場を確保するという理由の方が強いだろう。私たちはリサイクルが少しでも資源の浪費を減らすことになると信じて分別に協力する。しかしほんとうにこれらは環境によいことなのだろうか。

武田邦彦は材料工学の立場から、全面的にこのような分別リサイクルに反対して、すべて焼却すべきだと言う。もちろん驚くべき意想外の提案にも筋道がある。まず、リサイクルすると紙の繊維成分が短くなったり不純物が混じったりと必ず材質が劣化する。だからもとの水準の製品に再生できず、需要規模のつり合わない生産になる。例えばペットボトルから作られた植木鉢はたくさんの需要がない。毒性の強い鉛が飲料用のガラス原料に混ざったり、銅が回収された鉄くずに混入しがちである。アルミなどの金属類が材質の構造からするとかろうじてリサイクルに耐えるが、それでも銅と鉄のような劣化の危険がある。次に、リサイクルが却って資源を余計に使うことになる。例えばペットボトル一本は四〇グラムの石油から新しく作れるのに、リサイクルで再生すると石油を一五〇グラム以上必要とする。運んだり砕いたりする過程にも石油が使われるからである。さらに、リサイクルが逆に大量消費を誘発することもある。リサイクルが地球への負担を減らしていると安心してペットボトルを多用する人も多い。

また、焼却のためにも分別してはならない。なぜなら、焼却炉にとってゴミ一キログラムあたり二〇〇〇—五〇〇〇キロカロリーのものが設計上適しており、ダイオキシンも発生しなくなるが、都市ゴミの組成は紙、生ゴミ、プラスチックのそれぞれの焼却発生熱が合わさってちょうどその最適カロリーになるからである。また分別回収のためのエネルギー負担を節約できる。武田は、このようにすべてを焼却してその熱を発電に使い、有毒な重金属も含めて多量の無機資源が混じっている後の灰を人工鉱山にして埋めておけばよいと提案する。資源小国である日本が将来に備えて備蓄し、長期の技術開発でやがて現在では難しい材料の選別利用をできるように計画するというものである。

以上の武田の議論は考えてみなければならない点を提起している。

たしかに全面的に現実化するのは無理だろうし、間違っているかもしれない。例えば、廃ボトルを化学的に分解してボトル原料に戻す「完全再生」の大型プラントが二〇〇三年山口県で稼動し始めた。これで劣化が改善されるだろうし、回収ペットや再生品のだぶつきも減るだろう。現に、フレークに粉砕する従来の方式を含めて合計三〇万トン近い処理施設が全国にあり、二〇万トン強の回収ボトルでは足りなくなっている。二〇〇二年に逆転するまで回収ボトルがだぶついていたのだから、様変わりである。

しかし、リサイクルのために余計に資源を使うとすれば、そのリサイクルは間違っている。そのため、一つの製品の原料の採掘から生産、流通、使用、廃棄までの全過程の環境への負担を計算するLCA（ライフ・サイクル・アセスメント）という考え方がある。先のペットボトルをめぐる四〇グラムや一五〇グラムの石油の話も、工場の使う電力などすべての過程を石油に換算したものである。分別収集もそのための運搬、工場稼動などの全過程のエネルギー負荷を計算して、再生材料や再生品が新しく作るときよりほんとうに低いかどうかを吟味しなければならない。容器包装リサイクル法は、再生業者に自治体から手数料を払うことにしている。これはリサイクルが経済原則に適っていない、つまり資源エネルギーの節約になっていないことを示唆している。

また、ゴミ焼却による発電の技術的可能性をもっと真剣に探るべきであろう。現に、分別の結果燃やせるゴミのカロリーが低くなり過ぎて、自治体の焼却炉はダイオキシンが出ないように高温にするために石油やガスを加えている。事故で有名になったRDF（ゴミ固形化燃料）も石油で乾燥させて作っているのだから、不思議な話である。むしろ武田の言うようにプラスチックゴミも混ぜて高温を確保できるのなら、そのままゴミ焼却炉を発電所にした方がよい。埋め立てては腐らず循環に収まらないが、廃熱は大循環にのってやがて地球外に排出されるからである。

しかし、リサイクルより何よりもゴミを減らすことが第一の課題である。加藤三郎は、リデュース（ゴミ削減）、リユース（再使用）、リサイクルという3Rの優先順位を強調している。ここには、文明の利器への私たちの止めどもない欲望をそろそろ反省して、個人の住み方暮らし方を循環型にかえてゆくという課題もある。しかしもっと共同体のしくみを変えなければならない。倉阪秀史も、ゴミを想定していなかった経済学からの転換をめざし、消費者を変えるより経済ルールを変える方が現実的だと言う。リデュースは汚染者負担原則によれば可能である。まず、ゴミ回収の有料化である。日本では大型ゴミを除いてほとんどが税金による自治体サービスであるが、欧米の多くは直接負担になっている。次に、拡大生産者責任（ＥＰＲ）の考え方を拡大し、企業が製品の廃棄時点までの責任をもつように法改正することである。一部は容器包装リサイクル法や家電リサイクル法に実現されたが、まだまだ不徹底である。これによって企業は設計段階から環境負荷の少ない製品を生み出すように誘導されるのである。産業廃棄物税を導入する自治体も増えている。瀬戸昌之も汚染者（メーカー、ユーザー）負担（ＰＰＰ）の原則に立って有料化やデポジット制などの具体的な提案をしている。

さて、ゴミの問題にも石油がしばしば出てきたが、石油文明の現在はエネルギーはほぼすべて石油に還元される。

エネルギーは三種類に分けられる。草木から得られる燃料、自然の光熱、風力、水力など、すべて太陽が日々生み出してくれるフロー型。石炭、石油、天然ガスなど、太古に太陽のもたらしたストック型。原子力などの循環外型。フロー型は太陽がある限り永久に与えられる。ストック型は遺産だから使い終わったら取り戻せない。原子力は大循環から逸脱するものである。地球に届く太陽エネルギーは、一秒間に三〇兆キロカロリー、そのわずか一時間分で世界中の一年間の全エネルギー量になるという膨大なものである。

近代以前は人類はフロー型だけで生活を営んだが、ここ二〇〇年で急速にストック型をつぎ込んで工業化を推進した。第25節で見たようにローマクラブの警告はこのストック型エネルギーがいつかなくなるということであった。だから、今私たちは昔のようにフロー型エネルギーだけですまいを維持してゆけるように、住み方を転換する時期に来ているのである。そこで注目されているのが代替エネルギー、すなわち、太陽光発電、風力発電、地熱発電、バイオマスガス、アルコール燃料、などである。ストック型の石油に変わるエネルギーの開発が急がれる。

しかし、槌田敦はこれに全面的に反論する。彼の論点はこうである。現在の代替エネルギーは、原子力も含めて、ほとんどが最終的には石油を使うことで成り立っている。つまり、原料の採掘、精製、生産、運搬、組み立て工事、運転などに石油が使われるのである。電力ももとは石油である。原子力発電所を作り運転するのも石油による。そうすると、費用対効果の計算が必要である。例えば単純化して、太陽発電装置を原料から始まって生産し設置する全エネルギーを一〇〇とする。このとき、この装置から耐用年数いっぱい働かせて得られる電力エネルギーが一〇〇をずっと超えてはじめて代替エネルギーと言える。槌田によれば、現在どの代替エネルギーも絶望的に失格である。核分裂原子力はよさそうに宣伝しているが、今は税金に丸投げしている廃棄物（残留放射能）や発電所解体の処理費用を加えれば、最悪の許容できぬ代替エネルギーである。結局、石油や天然ガスを電力以外の他の代替エネルギーにわざわざ変えずに、熱源や発電に直接使い続けるのがもっとも節約になるのである。

私も原子力発電については即刻中止すべきであると考える。残留放射能が大循環のどこにも収まらず、未来世代に押しつける最大の負担だからである。これは実用段階にない技術を無理矢理用いてしまった二〇世紀文明の誤りである。もちろん、処理費用（正確には貯蔵費用）を含む全過程の環境負荷の計算（ＬＣＡ）でも失格であり、ドイツなどいくつかの国で原子力事業からの撤退を決めたのは賢明な政策なのである。

では、原子力以外の代替エネルギーも槌田の言うように中止すべきだろうか。たしかに現状の効率は失格かもしれない。しかしこれは技術の進展によって条件が変わり、有効な代替エネルギーとして実現する可能性がある。例えば、現在開発中の色素増感型の太陽電池はシリコン製の一〇分の一の値段になると言われている（安いことは資源とエネルギーの消費が少ないことを示す）。ただし、実用段階の大量生産による低価格化以前に、実験段階でほぼ代替と言えるまでの大幅な技術開発が必要である。

廃棄物や廃熱などのすまいへの影響を考慮すると、私には今のところ、最近リフキンが提唱している水素エネルギーが代替エネルギーとしてもっとも有望であるように思える。それも太陽光発電を使って水から分解する方法がよいだろう。水素による熱源分も発電分も廃棄物は水であり、完全な循環型である。水素の貯蔵法がまだ技術的な課題であるが、原理的な方向が見えてきたようである。

以上のように、ゴミもエネルギーも、ＬＣＡによって全過程の環境負荷を考慮して、すまいにもっとも負担の少ない選択肢を選び採らなければならない。しかし、どちらも何よりも量を減らす住み方が求められており、個人としても共同体のあり方としてもそのために知恵を発揮すべきなのである。

〈参考文献〉

石川英輔『大江戸リサイクル事情』講談社文庫、一九九七年（講談社、一九九四年）
武田邦彦『リサイクル幻想』文春新書、二〇〇〇年
加藤三郎編『かしこいリサイクルQ&A』岩波ブックレット、二〇〇一年
倉阪秀史『エコロジカルな経済学』ちくま新書、二〇〇三年
寄本勝美『リサイクル社会への道』岩波新書、二〇〇三年
広瀬隆『原発ゼロ社会へ！　新エネルギー論』集英社新書、二〇一二年
田中紀夫『ベーシック／エネルギー問題入門』新版、日経文庫、二〇〇〇年
槌田敦『エネルギーと環境』学陽書房、一九九三年
J・リフキン『水素エネルギー』NHK出版、二〇〇三年
市川勝『水素エネルギーがわかる本』オーム社、二〇〇七年

31　米、水、里山の知恵

第一章で考えたように、自然と人間を切り離すことは地球という私たちのすまいの実態に合わない。人間は数百万年前に出現して地球の住民として自然を構成してきた。地球はもうすでに十分に人間化

した自然、すまいなのである。それは、物理的化学的な地球の循環のしくみに土台を置きながら、人間のふるまいとその結果をうまく折り合わせてきた成果である。だがここにきて折り合いがおかしくなってきた。人間はついに自然から跳び出てしまうのだろうか。しかし、人間が完全な人工環境下で人工栄養の丸薬か何かで生きて満足できるとは私には考えられない。だから人間化した自然の中で今後も住みよく工夫を続けるしかないだろう。最後の節は三題話で閉じようと思う。

人間の食糧として何がもっとも優れているか。富山和子は米だと言う。栄養価が高く、生産性が高く、保存に耐え、おいしい。カロリーが小麦とほぼ等しく、良質のタンパク質、必須アミノ酸が含まれているため、自己完結型の栄養食品である。玄米だとそれだけで生きてゆける。小麦は必須アミノ酸が欠けているので別の食品で補わなければならない。一粒の種籾から二〇〇〇粒、四年で一六兆粒という作物は他にない。生産性の高い馬鈴薯は保存が利かない。おいしいから粉にして別の食べ物に加工しなくてもそのまま粒食ができる。米の生産量は世界で増加しており、二〇〇三年籾米で約六億トンで小麦と並んだ。

米は高温多湿に適しているが、日本は温帯にあるのに幸い実をつける夏に高温と日照に恵まれた。この巡り合わせが日本を米の国にし、そこから国土を稲栽培に合わせたすまいに変えてきた。稲作は水の技術とともに伝わった。たしかに日本は雨量に恵まれた土地であるが、それだけで稲作ができるわけではない。富山は日本独特の文化を水をめぐっての緊張関係の文化だと規定する。「降れば洪水、照れば干ばつ」の急峻な地形、集中豪雨、火山による脆い土壌、などの自然との緊張に加えて水をめぐる人間社会の緊張関係がある。その水田経営を主とする自然改造は営々と三〇〇〇年以上にわたって今に続いている、と。それは、都市や城のような単純な建造による自然破壊ではなく、「大地の生産力の持続的育成」であった。

水の技術とは何か。畑は斜めでもできるが水田は水平でなければならない。これがすべてである。水をすべての田に行き渡らせるための途方もない計画的な水田設計、共同作業と労働力の大規模化、水争いと強力なリーダー、そして何より水確保のための治水技術（神話に登場する大蛇退治）である。「ツツミ」は水を包むため池からできた言葉で、その堰堤の技術は現在のロックフィルダムとまったく同じ水準だそうである。その応用された象徴的建造物がピラミッドに匹敵する測量築造技術の古墳である。

戦国時代から江戸時代にかけて第二の列島改造がなされた。治水、治山、干拓、鉱山開発、水運事業である。信玄堤で知られる武田信玄をはじめとする大名、武士、庄屋、農民たちのたゆまぬ努力が全国の隅々まで傾注された様を富山は伝えている。農業用水のためのトンネルや谷を横切るときのサイフォンの技術はそのまま鉱山や城つくりの知恵でもある。干満現象を巧みに利用する干拓の知恵、取り入れ口の選定から灌漑水路の設計に用いられる世界最高水準の和算の知恵、霞堤などの水の恐ろしさを知りぬいた治水の知恵、森が水をつくるという大原則に基づく植林と手入れと保全の知恵。江戸時代のわずか二〇〇年弱の間に耕地で三・五倍、人口で三倍、当時、中国、インドに次ぐ三〇〇〇万人の大国にまで可能にした驚異の国づくりである。同時期ヨーロッパでは一・五ヘクタールで養えるのがたった一人であったのに、米は一五人を養えた。石川英輔も指摘するように、江戸一〇〇万都市の水道整備と、屎尿の肥料化による完全な下水処理は、同時期の糞尿にまみれたパリやロンドンに比べて、いかにこの時期の日本のすまいつくりが優れていたかを示している。

水田は河川の氾濫原や湿地帯に開墾され、畑作と違って斜面の森林を切り払ってつくられたのではない。むしろ農民は水を生み出すために木を植えた。青森丸山三内遺跡で有名になったように、縄文時代から日本では採集、治水、木材資源、稲作用の水つくり、防風砂防のために植林が続けられてきた。世界最古の保安林立法は八二一年の太政官符だそうである。三〇〇〇年にわたって農業を続けてきて森林が増えた文明は日本だけである。

森林は土から水を吸い上げて蒸発させ、雲をつくり、雨を降らす。その腐葉土が微生物を生かして土と養分をつくり、雨水を数十年も数百年も貯えて川や地下水へと流してゆく。水田はその水を利用して稲を育て、水は、小動物を育て養分を貯えながら何百枚もの田を経て、また地下にもぐり、やがて川から海へと出てゆく。この水の流れが畑と違って塩分濃縮を起こさなかった。近代工業や都市の水利用と異なって、水田の水利用は新たに水をつくり出してゆく活用である。水田が最大のダムと言われるゆえんである。ここには稲が連作障害のない稀な作物であるという幸運もあった。森をつくり、土をつくり、水をつくり、米をつくる。この気の遠くなるような営みは、第25節で見た地球破壊の営みと対照させるとき特に、私たちを粛然とさせるものがある。

このような水をつくる文化を私たちは忘れはじめている。二一世紀は水をめぐる争いの世紀になると言われている。二〇世紀が石油をめぐって国際政治が動いていたようにである。高橋裕は国際河川で実際に生じている紛争を伝えている。日本にも水争いはあったが、国際河川はない。例えば、ヨルダン川をめぐる紛争は一九六七年第三次中東戦争の原因になった。ヨルダンの支流ヤムルク川のダムが下流のイスラエルの農業用水を減少させるので、イスラエルがこのダムを破壊し、水源のゴラン高原もシリアから占領した。ユーフラテス川の最上流にトルコがつくったアタチュルクダムはシリアとの緊張関係をもたらした。下流側にはつねに放流の危険、水質悪化、水量減少の懸念があるからである。

バーロウたちはもっと深刻な実態を突き付ける。人間が利用できる淡水は地球の全水量のわずか〇・五パーセント以下である。使用量の七〇パーセントが穀物生産、二〇―二五パーセントが工業に使われ、例えば車一台の生産に四〇万リットルを要する。家庭の使用量にも露骨な南北格差が現れる。一人当たり年間、北米人が一二八〇トン、ヨーロッパ人六九四トン、アジア人五三五トン、南米人三一一トン、アフリカ人一八六トンである。世界の四分の一の人が地下水に頼っているが、取水しやすい地下水は急速に減っており、そのための地盤沈下も増えている。石油やタールサンドを取り出したり分離するのにも貴重な水が使われて、再利用できない廃水になっている。アメリカでは中西部、カリフォルニア、南西部、フロリダなど大量の地下水乱用により深刻な枯渇が出始めた。二〇年ほどで淡水が使えなくなり砂漠が広がると推測されている。メキシコシティ、イスラエル、サウジアラビアなどでも地下水は一〇—五〇年で干上がるだろう、中国では地下水を求めて井戸を深く掘り進めるほどに地下水位が毎年一・五メートルずつ下がり続け、近い将来穀物生産ができなくなるだろう、と言われている。汚染も深刻で、南の国の病気の八割が水が原因であり、毎年そのせいで二五〇〇万人が死んでいる。アメリカでさえ五三〇〇万人が汚染された水道水を飲んでいる。

水の商品化も世界中で着々と進んでいる。水道事業やボトル詰めの水を売る多国籍企業の水支配である。二〇〇〇年の世界水フォーラムはこれらの企業が主催して、水は人権ではなく、単なる需要であると世界の主要国家が認める会議になってしまった。フランス、アメリカ、イギリスはじめ世界各国で水道事業がどんどん民営化されている。IMFと世界銀行はここでも南の国に融資の条件として水道民営化を強要しているのである。フランスに本社のあるビベンディとスエズという二大企業だけで世界の水市場の七〇パーセントを占める。ペリエ、エビアン、ヴィッテルなどのボトル詰めの水は世界で一九八〇年代末の七五億リットルから二〇〇〇年の八四〇億リットルへと爆発的に増えた。不思議なことに多くの企業は原材料である水の私有財産権を認められ、取水料も利権料も払わずに営利の材料にしている。しかし、水は空気と同じく万人の共有財ではないのだろうか。

バーロウたちは、最後に十の原則を挙げている。「一、水は地球と全生物種のものである。二、水はできるだけ元の場所から動かさない。三、つねに水の保全を心がける。四、汚染された水の再生をはかる。五、自然の集水域こそ、水を最もよく守ってくれる。六、水は政府のあらゆるレベルで保護すべき公共信託財である。七、クリーンな水へのアクセスは基本的人権である。八、地域社会と住民こそ、水の最良の保護者である。九、一般市民と政府は対等のパートナーとして水の保護にあたらなければならない。十、経済のグローバル化政策によって水の持続可能性が確保されることはない」。水のような代替できないものを商品化（民営化）してはならないのである。

私たち日本人はペットボトルの水とともに食糧輸入による他国の水の収奪にも気づくべきである。日本の食糧自給率は飼育用も含めて二〇〇〇年に二八パーセント、野菜で八二パーセント、肉で五二パーセント、カロリー換算の自給率でも四〇パーセントにすぎない。だから、輸入される食糧を生産するために使われた間接水、つまり他国が日本のために費やした水は、高橋の伝えるところによれば、年間七四四億㎥で、国内の水使用量の農業五七九億㎥、生活用水一六四億㎥、工業一三五億㎥、合計八七八億㎥の八五パーセントにあたる。これは牛肉の輸入が多く、その水消費が極めて多いからである。ボトル水も二〇〇二年に二億二〇〇〇万リットル輸入し、なお急増している。先祖の努力のおかげで世界でもっとも水に恵まれた日本が現在他国からこれだけ水を奪っているのである。

水は地球温暖化よりも石油よりも早急に大問題になるだろう。米の文化で緑と水の豊かな国土を築いてきた日本も今、森や水田の荒廃、そして治水の誤った近代化によって、急速に洪水と干ばつの多発するすまい後進国に陥りつつある。米と水の知恵をもう一度とり戻さなければならない。このかすかな動きが里山の思想である。

里山はごく最近の言葉である。人里と奥山の中間にある、人間と自然の折り合うところというイメージである。田中淳夫は二次的自然と呼ぶ。人の手の加わった自然である。実は奥山も手つかずの自然ではない。富山は、歴史を遡るほど山は人口の多い文化の中心であったが、水田が開けるとともに下流域へ人口が移動したと指摘している。しかし日本人は昔の山の文化を想像もできないくらいに忘れてしまった。だから明治以降の非常に人工化した都市空間とすっかりなじみのなくなった山奥との中間に、里山を再発見したのである。芝刈りに行った山、洗濯に行った川、山菜とりや緑肥を集めに入っていた入会地が昔あった、と。私がすまいとしての自然で喚起したいのもこのような人間が入り込んだ自然の姿である。

先に見た米の文化は三〇〇〇年にわたる里山つくりだったのである。日本全土を私たちのすまいにすることであった。それは人間の手で自然をねじ伏せる「開発」でもないし、手を加えない「放棄」でもなく、自然の「活用」である。開発は山をブルドーザーで崩し、コンクリートとアスファルトで固める。まったく人工的な環境をつくり出し、虫も鳥も追い払ってしまう。放棄は水田や畑や草地や森を遷移させ、最終的に照葉樹の暗い森に変える。これを自然が戻ってきたと単純に勘違いする人もいる。保全派に対する保存派である。しかし、暗い森では動植物が減って死んだ自然になる。むしろ私たちが思い描く白砂青松とかめだかのいる小川とか緑の山などの日本の自然は、実は里山であり、日本の文化なのである。そして世界中の文化もまた自然を活用したさまざまな里山の姿である。田中はアマゾンもボルネオも里山だと言う。アマゾンの三分の二は少数民族が移動しながら自分たちに有用な樹種を選んで手近に植えていった明らかに人工林であり、ボルネオも焼き畑民の伐採の手が入っている。人跡未踏の地はこの地球上にほとんどない。

人間は自然を改造して自分たちの住みよさを追求する。それはどんな植物も動物も同じく行うことである。だが、鳥が巣をつくることと人間のすまいづくりはどう違うだろうか。それは、自然の活用からはみだし、開発の結果、自然の循環からも他のいのちからも切り離されるまでに突き進んでしまうことである。だから里山は、もう一度自然に入り込み自然に織り込まれた人間の住まい方を構想しようという運動の象徴的な指標である。

鬼頭秀一の言葉を借りれば、自然と人間の全面的な関わりあいである「生身」の関係こそ里山の姿である。我が家は人工的な住宅から里山までの広がりで考えなければならない。自然に働きかけ自然に働きかけられて人間に必要なものを生み出してゆく「生業」の成り立つ場こそ生身の自然としての里山であり、だから我が家の生産空間なのである。もし里山を、都市生活に疲れた者が癒されに都合のよいときに息抜きに出かける気軽な自然と受け取るならば、ロマン主義者ソローの『森の生活』と同様に、それは好みの部分にしか目を向けぬ「切り身」の自然でしかないだろう。生身の自然は切り身の自然と違って、気楽な都合のよい顔ばかり見せてはくれない。生業は自然の恵みと同時に自然の脅威も恐ろしさもしっかりと受け止める。台風の洪水が一瞬の内に一年の努力を無駄にするかも知れない。干ばつが餓死をもたらすかもしれない。それらと丸ごと取り組むからこそ生業である。米の文化のすまいづくりはその脅威との三〇〇〇年の戦いでもあったのである。

このような切り身から生身の関係に戻ることとして、湯浅赴男の「社会を自然に埋め戻せ、経済を社会に埋め戻せ、人間を共同体に埋め戻せ」という言葉を解することができるだろう。環境破壊の極地にまで行き着いた現代文明の方向転換である。もちろん、時代を引き戻すことではない。社会のしくみを地球の循環のしくみに収まるように設計しなおすべきであり、資本主義経済の利益優先から福祉社会を築く経済、グリーン・エコノミーへと変換することであり、私利に走りがちな現代人を自律に立脚する市民の連帯的な新たな共同体つくりに参加させる、ということであろう。序論で考察したように、今私たちは来たるべき時代の新たな道徳をつくり出す倫理の時代にいるのである。少しずつ地道に、しっかりと吟味しながら新しい道を拓かなければならない。

〈参考文献〉

富山和子『日本の米』中公新書、一九九三年

石川英輔『大江戸生活事情』講談社文庫、一九九七年（評論社、一九九三年）
鬼頭宏『環境先進国・江戸』ＰＨＰ新書、二〇〇二年
北野康『新版　水の科学』ＮＨＫブックス、一九九五年
高橋裕『地球の水が危ない』岩波新書、二〇〇三年
Ｍ・バーロウ／Ｔ・クラーク『「水」戦争の世紀』集英社新書、二〇〇三年
国際調査ジャーナリズム協会『世界の水が支配される！』作品社、二〇〇四年
柴田明夫『水戦争』角川ＳＳＣ新書、二〇〇七年
田中淳夫『里山再生』新書ｙ、二〇〇三年
鬼頭秀一『自然保護を問いなおす』ちくま新書、一九九六年
Ｈ・Ｄ・ソロー『森の生活』（岩波文庫ほか）
石弘之／安田喜憲／湯浅赴男『環境と文明の世界史』新書ｙ、二〇〇一年

おわりに

生命倫理も環境倫理もすぐれた文献が数多くある中で、あえて屋上屋を架けるわざをしたのは、やはりこの分野を自分の地図でも歩いてみたいからでした。とは言っても、「はじめに」でも書きましたように、新たな発見などなく、どこまでも先達の示してくれたものの中から自分の歩きやすい道を辿り直すだけのことです。ほんとうは詳しく引用して景色の見え方などを味わうべきところ、ただ大急ぎで通り過ぎることになりました。この案内図で歩いてみようという人がいてくだされればさいわいです。

全般に現代の動向に対して懐疑的な色合いが強くなりました。それは、医師を含めて研究者や技術者の人間としての善意や努力を疑っているからではありません。価値判断を含まないからこそ可能になっている近代の科学技術が、当然のことに便宜的な手段だけを過剰に提供するという自動的なしくみを内にもっているからこそ、それに一段と警戒して倫理的な吟味をしなければならないと考えました。

倫理学の基本は、一人ひとりのよく生きたいという願いをどう実現してゆくか、の探究ですが、現代文明がもたらす功罪合わせた生活条件のもとでますます難しい課題になっています。それでも私は、考え方の筋道さえつかめれば迷いながらも個人としては何とか生きてゆけると思います。問題は新しい社会のルールつくりの難しさです。倫理学は、理念や原則を提起して、それがやがて社会に浸透し経済や政治に反映するように働きかける、というまことに頼りなげな営みです。しかし、「合理的な愚か者」を思慮深い心へと向けるひとつのきっかけにはなるのではないでしょうか。

初心者のはじめての教科書として想定しましたので、参考文献には邦語の限られたものだけを挙げ、翻訳者のお名前も省略してしまい、また文中に挙げた先達のお名前にも敬称を略しましたが、これまで進むべき道を示してくださった数多くの著者、研究者の方たちにここで感謝したいと存じます。また、このような本を書くことをお勧めくださった晃洋書房編集部の井上芳郎氏にお礼申し上げます。

二〇〇四年五月

工藤和男

改版にあたって

初版から増刷を重ねて六年が経ち、少し手直しをして改訂版としました。基本的な考え方はまったく変わっておりません。脳死臓器移植法の改定とクローンに代わるｉＰＳ細胞研究のことを加えたほか、最新データや参考文献を更新し、読みやすいように語句や文を補いました。当時の生命倫理と環境倫理の流れに多少のズレを感じて「もうひとつの」考え方を示そうとした六年前に比べると、学界の状況も直輸入の議論が一通り落ち着いて、もう一度倫理学の基本から考えようという流れが出てきたようです。本書も的外れではなかったかなと思います。しかし考えるべき論点が減ったわけではありません。本書がわずかでも読者の方々の思索のきっかけになり、さらによりよい生き方につながれば、と願っております。

二〇一〇年三月

著者

《著者紹介》

工 藤 和 男（くどう　かずお）

1950年生まれ
同志社大学文学部卒業
同志社大学大学院文学研究科博士課程後期退学
同志社大学名誉教授
博士（哲学）
専攻　現象学，倫理学

主要著書翻訳

『フッサール現象学の理路――「デカルト的省察」研究――』（晃洋書房，2001年），『くらしとつながりの倫理学』（晃洋書房，2006年），「自由と自然の両立――生世界からの解明」（同志社大学文化学会『文化學年報』第62輯，2013年），「懐かしい未来――近代の完成へ」（同志社大学哲学会『哲学論究』第27号，2013年），L. アルワイス『フッサールとハイデガー――世界を取り戻す闘い――』（共訳）（晃洋書房，2012年）

改訂版
いのちとすまいの倫理学

2004年7月10日　初　版第1刷発行
2008年4月15日　初　版第3刷発行
2010年5月10日　改訂版第1刷発行
2019年5月15日　改訂版第4刷発行

＊定価はカバーに表示してあります

著　者　工 藤 和 男©
発行者　植 田　　実
印刷者　江 戸 孝 典

発行所　株式会社　晃 洋 書 房
〒615-0026　京都市右京区西院北矢掛町7番地
電話　075(312)0788番(代)
振替口座　01040-6-32280

ISBN 978-4-7710-2164-8　印刷・製本　㈱エーシーティー